Louis Siciliano

LO SCHIAVISMO DIGITALE

PREFAZIONE
PAOLINO CANTALUPO

POSTFAZIONE
MARCO PARET

MAGIC&UNIQUE BOOKS

MAGIC&UNIQUE BOOKS

Prima edizione: 2026

Pubblicato da MAGIC&UNIQUE BOOKS ©

Londra, Los Angeles, Roma

ISBN: 9789697988877

www.magicandunique.com/magicuniquebooks

A Jacopo, Joey e Niccolò
e a tutti i giovani abitanti
di questo meraviglioso pianeta

PREFAZIONE
Paolino Cantalupo

Molti sono gli scritti e i libri che discettano sulla IA e/o sulla digitalizzazione dell'esperienza.

Nel presente lavoro Louis Siciliano accende il faro su un aspetto da tutti trascurato ma che è fondamentale nella nostra esistenza: l'attenzione. La capacità, cioè, di partecipare della realtà attraverso l'analisi, la comprensione e l'elaborazione non passiva della stessa.

Meglio di un neuroscienziato Siciliano illustra i meccanismi inconsci che seducono e chiudono in una gabbia, espropriandola, l'attenzione e, dunque, l'esistenza di noi tutti.

"Lo schiavismo digitale non è solo una provocazione. È il tentativo di nominare un regime in cui la libertà formale dell'utente convive con una dipendenza strutturale dal sistema che lo osserva, lo orienta e lo monetizza".

Siciliano spiega come il sistema digitale cattura l'attenzione. Essa "non viene solo conquistata. Viene confermata e rivenduta all'utente". "Sotto quella superficie di apparente libertà agisce un'economia spietata che ha come obiettivo la massimizzazione del valore estraibile dalla tua permanenza sullo smartphone".

Gli algoritmi, insomma, apprendono dai nostri comportamenti e imparano a orientare i nostri gusti e visioni. Per poi rivenderceli. Siciliano spiega come il feed digitale ci aliena e ci coltiva. L'obiettivo è tenerci inchiodati allo schermo. I feed digitali, infatti, si alternano con velocità impressionante, impedendoci la riflessione e rafforzando le nostre convinzioni, i nostri pregiudizi e rivendendoceli.

Così salta il famoso filosofema a fondamento del pensiero: *dubito, ergo cogito. Cogito, ergo sum.* Il principio cartesiano che stabilisce la certezza dell'esistere riposa sul pensiero che dubita. Il feed, invece, consolida e intensifica i nostri sentimenti e preconcetti. Spegne lo sguardo critico e l'analisi complessa. Il tempo stesso è compresso insieme all'attenzione nel "restringimento del campo esperienziale". Alla fine, la piattaforma diviene un dispositivo narrativo/normativo. Catturare l'attenzione, infatti, è catturare l'essere. Espropriarlo di ulteriori possibilità esistenziali.

Siciliano non sbaglia a individuare il sistema dopaminergico non, come diffusamente si pensa, il sistema del piacere e della ricompensa, ma come il circuito cerebrale dell'attesa e della tensione verso una gratificazione. Intuizione brillante su un tema non pienamente compreso da neurologi e psichiatri.

Un giocatore d'azzardo alla roulette, ad esempio, neppure guarda la vincita che eventualmente gli arriva. È già con lo sguardo e il pensiero alla futura vincita che potrà arrivare. È l'attesa che produce dopamina. Perché? Perché era, e ancora lo è, funzionale alla sopravvivenza della specie non solo umana. Nei grandi zoo il cibo viene nascosto perché sia l'animale a cercarlo. Quel ricercare produce dopamina. Diversamente, l'animale si spegne e sviluppa un disturbo depressivo.

La piattaforma digitale conosce questi processi. Non consente pause, è lì pronta per nuove attese di conferme e gratificazioni. Essa "non lavora contro la natura umana, lavora dentro di essa".

Quando Gerald Edelman, premio Nobel per la Medicina, ha definito il cervello umano GOD, acronimo che si traduce *Generator Of Diversity*, ma che astutamente gioca col significato originario di Dio, egli intendeva spiegare e dimostrare che il cervello cambia continuamente se stesso. *Generator of Diversity*. Ogni informazione che arriva al cervello, egli biologicamente illustrava, (immagini, emozioni ecc.) non si aggiunge alle altre come se il cervello fosse un deposito. Ma trasforma tutte le altre informazioni. Le memorie precedenti "rientrano" e tutte le connessioni si ricombinano, in un cambiamento funzionale e strutturale del cervello.

Con la digitalizzazione ripetitiva e compulsiva, il mondo mentale si restringe e chiude. Niente di diverso viene più generato. Il linguaggio semplificato semplifica la mente e la riduce.

Siciliano si pone, infine, la domanda di cosa fare. Egli non indugia nella retrotopia dei bei tempi andati. Sa che i processi avviati non possono essere arrestati, ma che vanno governati. Propone soluzioni. E, tra le varie proposte, acutamente ripropone la tesi di Spinoza che nell'*Ethica more geometrico demonstrata* indica nella conoscenza dei processi mentali (e poi sociali) la via della liberazione dalle passioni tristi. La via della gioia. Conoscenza come sinonimo di libertà.

INTRODUZIONE

La domanda è semplice e decisiva: che cosa resta della libertà quando l'ambiente più potente del nostro tempo viene costruito per rendere redditizia la nostra interruzione?

Per molti anni abbiamo parlato del digitale con parole troppo povere. Abbiamo detto innovazione, connessione, progresso, comodità, condivisione. Tutte parole che contengono una parte di verità. Le tecnologie digitali hanno realmente semplificato funzioni, aperto accessi, accorciato distanze, dato voce a persone che prima restavano ai margini. Sarebbe sbagliato e sterile negarlo. Però una civiltà matura non si limita a celebrare i propri strumenti. Li interroga nel punto in cui cominciano a modellare la forma della vita.

La posta in gioco non è il telefono in quanto oggetto. È l'attenzione come bene umano primario. Senza attenzione non c'è memoria stabile, non c'è studio profondo, non c'è relazione piena, non c'è ascolto, non c'è arte, non c'è politica seria, non c'è capacità di desiderare oltre l'impulso. Tutto ciò che rende una persona davvero libera ha bisogno di durata. E proprio la durata è la risorsa che l'economia delle piattaforme tende a spezzare, misurare, ricomporre e vendere.

Il lettore incontrerà smartphone, social media, dopamina, video brevi, adolescenti, scuola, cyberbullismo, algoritmi, dati, regolazione, noia, silenzio e resistenza quotidiana. Tuttavia questi temi non sono capitoli separati di un allarme tecnologico. Sono parti di un'unica questione: la difesa della dignità cognitiva dell'essere umano.

La dignità cognitiva è il diritto profondo a non essere ridotti a superficie di cattura. È la possibilità di restare abbastanza interi da pensare, attendere, ricordare, studiare, creare, amare, contemplare, dormire, annoiarsi, scegliere. È il diritto a una mente che non venga continuamente progettata dall'esterno. È il cuore civile di questa indagine.

L'indagine si articola in quattro movimenti. Il primo mostra la cattura. Il secondo entra nel cervello e nel corpo. Il terzo osserva la società ferita. Il quarto cerca le condizioni della liberazione. Non si tratta di nostalgia. Si tratta di futuro. Una tecnologia davvero umana non deve chiedere alla persona di diventare più povera per funzionare meglio. Deve servire una vita più ampia, più lucida, più libera.

Capitolo 1

Il telefono nel corpo

Il 9 gennaio 2007, su un palco in California, Steve Jobs mostra al mondo un oggetto che sembra appartenere alla storia dell'elettronica. Un telefono. Un iPod. Un piccolo computer connesso. La sala applaude perché riconosce l'invenzione. Quasi nessuno, in quel momento, può riconoscere la soglia.[1]

Non sta nascendo soltanto un dispositivo. Sta iniziando una nuova relazione tra il corpo umano e l'ambiente digitale. Fino a quel momento internet era ancora, per molti, un luogo da raggiungere. Si entrava, si usciva, ci si sedeva davanti a uno schermo. Con lo smartphone la distanza si riduce. La rete smette di attendere su una scrivania e comincia a vibrare in tasca, a dormire accanto al letto, a illuminare il volto prima del sonno, a comparire nella mano appena il mondo rallenta.

La grande trasformazione non avviene in un giorno. Nessuna civiltà cambia davvero in un giorno. Prima arriva la meraviglia. Poi la comodità. Poi l'abitudine. Poi il gesto automatico. Poi la difficoltà crescente di restare qualche minuto senza guardare. In questo passaggio quasi impercettibile si trova il cuore del nostro tempo.

Il telefono intelligente ha certamente semplificato la vita. Ha accorciato distanze, aperto accessi, organizzato giornate, reso disponibili mappe, immagini, parole, musica, informazioni. Sarebbe ingenuo negarlo. La questione comincia altrove, nel momento in cui quello strumento utile viene assorbito da un'economia che guadagna trattenendo attenzione, misurando comportamenti, predicendo ritorni, trasformando le pause della vita in rendita.

Da quel momento il telefono entra nei riflessi. Entra nell'attesa. Entra nella noia. Entra nella gestione dell'ansia. Entra nel modo in cui un ragazzo misura il proprio valore davanti alla risposta degli altri. Entra nella notte, nello studio, nella solitudine, nel desiderio di essere visto. Non prende il corpo con una catena visibile. Lo educa a un ritorno.

Qui comincia il percorso di questa indagine. È la storia di una soglia umana resa vulnerabile. È la necessità di distinguere lo strumento che serve la vita dall'ambiente che si serve della vita. Perché quando ogni pausa diventa occasione di cattura, l'attenzione smette di essere soltanto una facoltà mentale. Diventa il primo territorio della libertà.

Questa trasformazione è tanto più radicale quanto più è invisibile. Nessuno, entrando nel mondo degli smartphone, ha avuto la sensazione di firmare un contratto di dipendenza. Nessuno ha pensato di consegnare parti crescenti della propria attenzione a un sistema industriale specializzato nel catturarla. Eppure è ciò che è accaduto. Non tutto in una volta. Per gradi. Prima la comodità. Poi l'abitudine. Poi il riflesso. Poi la compulsione. Poi, in milioni di casi, la difficoltà reale a stare senza quel rettangolo luminoso anche per pochi minuti.

La forza del dispositivo sta nella sua apparente innocenza. Uno smartphone, preso da solo, non urla, non impone, non minaccia. Sta lì. Aspetta. Ma proprio questa calma apparente lo rende potentissimo. Lo tocchi mentre aspetti un autobus. Lo apri mentre sei a tavola. Lo controlli in ascensore. Lo sfiori a letto prima di dormire. Lo riprendi appena ti svegli. Col tempo non è più una scelta vera. Diventa il gesto automatico che riempie ogni fessura del tempo. E quando ogni fessura viene riempita, scompare una parte fondamentale della vita interiore. Scompare la possibilità di restare per qualche minuto senza stimolo. Scompare il vuoto fertile. Scompare la noia. Scompare quello spazio in cui il pensiero si raccoglie, collega, ricorda, immagina.

Qui comincia davvero lo schiavismo digitale. Non nel momento in cui compare una nuova tecnologia ma nel momento in cui una tecnologia colonizza i tempi morti e li trasforma in rendita. Il suo trionfo non consiste nel fatto che la usiamo per lavorare, studiare o risolvere un problema. Consiste nel fatto che la usiamo appena non sappiamo più che fare con noi stessi. È in quel momento che il telefono entra nel corpo. Non solo perché lo portiamo in tasca ma perché si colloca tra uno stimolo e una risposta, tra un'emozione e la sua elaborazione, tra una domanda e il silenzio necessario per formularla bene.

Le generazioni nate prima di questa svolta ricordano ancora un mondo in cui l'attesa era attesa. Un treno in ritardo, una fila alle poste, il sedile di un autobus, il corridoio di una scuola, il pomeriggio in casa, la domenica lenta. Oggi quei frammenti di vuoto sono quasi tutti occupati. Ogni pausa tende a essere colonizzata da contenuti, notifiche, immagini, scorrimento, messaggi, musica di fondo, brevi video, ricompense intermittenti. È una metamorfosi antropologica enorme. La differenza tra il prima e il dopo non sta solo nella quantità di informazione disponibile ma nel fatto che la mente ha smesso di avere zone franche.

Un essere umano senza zone franche diventa più esposto. Più suggestionabile. Più irrequieto. Più dipendente dall'arrivo continuo di stimoli esterni. Non perché sia debole ma perché il suo sistema nervoso viene allenato ogni giorno a cercare micro ricompense rapide e a tollerare sempre meno la lentezza, la continuità, la profondità. Ogni volta che il telefono interviene per spezzare un momento di vuoto, impedisce a qualcosa di maturare. A volte impedisce una memoria. A volte una domanda. A volte un'intuizione. A volte una semplice regolazione emotiva. Molti giovani di oggi non sono nati in un mondo semplicemente digitale. Sono nati in un mondo che ha progressivamente perso il rispetto per il tempo interiore.

La questione non riguarda soltanto la psicologia individuale. Riguarda la forma della società. Una popolazione che controlla di continuo il telefono è una popolazione più facile da misurare, segmentare, orientare, eccitare, dividere. Ogni click racconta qualcosa. Ogni pausa lascia una traccia. Ogni preferenza alimenta un profilo. Ogni profilo serve a prevedere una probabilità futura. Così lo smartphone, oggetto personale per eccellenza, diventa anche il più grande strumento di raccolta comportamentale mai esistito. Non fotografa soltanto il mondo. Fotografa noi mentre reagiamo al mondo.

È per questo che il 2007 non è solo una data commerciale. È una soglia storica. Da quel momento in poi l'infrastruttura digitale cessa di stare davanti a noi e comincia a stare addosso a noi. Lo spazio online non è più un luogo da raggiungere. Diventa un'atmosfera permanente. Non si entra più in internet. Si vive dentro un regime di connessione costante. E quando la connessione diventa ambiente, l'attenzione diventa territorio da conquistare.

Molti difensori ingenui della rivoluzione digitale hanno continuato per anni a usare un linguaggio troppo pulito. Hanno parlato di innovazione, di connessione, di condivisione, di democratizzazione. Alcune di queste parole hanno una parte di verità. Ma se ci fermiamo lì non capiamo il cuore del problema. La verità più scomoda è che un sistema capace di accompagnarti in ogni secondo della tua vita quotidiana è anche un sistema capace di rimodellare il tuo comportamento in modo molto più profondo di quanto tu stesso riesca a percepire.

Gli adolescenti lo avvertono sulla pelle. Non sempre sanno nominarlo ma lo avvertono. Sentono il bisogno di controllare il telefono appena c'è una vibrazione. Sentono ansia quando il telefono non è vicino. Sentono una specie di richiamo automatico appena il mondo rallenta. Sentono il peso del confronto continuo con immagini altrui. Sentono la fatica di leggere a lungo. Sentono il sonno spezzato. Sentono la difficoltà di stare fermi nel silenzio. Tutto questo non nasce dal nulla. È il risultato di un ambiente costruito per trasformare l'attenzione in una risorsa da estrarre.

Chi progetta questi ambienti conosce bene il valore del gesto minimo. Non ha bisogno di catene visibili. Gli basta organizzare il percorso più comodo, più attraente, più automatico, più gratificante. Gli basta eliminare l'attrito. Gli basta fare in modo che il ritorno allo schermo richieda meno energia di qualunque altra azione. Così il telefono vince quasi sempre. Vince contro il libro, perché il libro chiede continuità. Vince contro la passeggiata, perché la passeggiata non promette una ricompensa immediata. Vince contro il dialogo lento, perché il dialogo espone all'imprevisto. Vince contro il vuoto, perché il vuoto fa paura a una mente disabituata a incontrarsi davvero.

Ma proprio qui si apre anche la possibilità della libertà. Perché se capiamo che il problema non è la debolezza morale dell'utente, ma la struttura dell'ambiente, allora smettiamo di colpevolizzare le vittime e iniziamo a leggere il sistema. È un passaggio decisivo. Un ragazzo che non riesce a posare il telefono non va liquidato come pigro, frivolo o superficiale. Va guardato per ciò che spesso è davvero. Un essere umano cresciuto dentro una macchina cognitiva molto più potente di lui, progettata da squadre di ingegneri, psicologi, designer, data scientist e inserzionisti che lavorano da anni per rendere irresistibile il ritorno allo schermo.

Il primo atto di liberazione è quindi nominare bene ciò che è accaduto. Lo smartphone non ha soltanto accelerato la comunicazione. Ha trasformato la soglia di accesso alla dipendenza da stimolo. Ha fatto saltare la distanza tra desiderio e soddisfazione. Ha ridotto quasi a zero il tempo di latenza tra impulso e appagamento parziale. Ha installato nel quotidiano una logica di disponibilità continua che ha cambiato il modo di dormire, di studiare, di aspettare, di desiderare, di ricordare, di soffrire, di evitare il dolore.

Per questo il nostro problema storico non è il telefono in sé. È il fatto che il telefono sia diventato il cavallo di Troia di un'intera economia dell'attenzione. Il gesto apparentemente banale di prendere in mano lo smartphone cento volte al giorno non è un dettaglio folkloristico della contemporaneità. È un indicatore di regime. Ci dice in che tipo di civiltà siamo entrati. Una civiltà in cui l'essere umano rischia di perdere non soltanto il controllo del proprio tempo, ma anche il possesso della propria soglia attentiva.

Quando diciamo che il telefono entra nel corpo, dunque, diciamo qualcosa di molto preciso. Diciamo che entra nei riflessi, nelle attese, nelle abitudini posturali, nella gestione dell'ansia, nella microchimica della ricompensa, nei meccanismi del sonno, nelle forme della memoria, nella percezione di sé, nel modo in cui il giovane costruisce il proprio valore guardando la reazione degli altri. Diciamo che entra nella vita non come semplice oggetto ma come organizzatore occulto di tempi, desideri e vulnerabilità.

Da quel giorno il potere non ha più avuto bisogno soltanto di entrare nelle case. Ha imparato a entrare nelle pause, nei riflessi, nelle attese. Là prende forma il nucleo di questa indagine.

Capitolo 2

La cattura dell'attenzione

Il potere più efficace del nostro tempo non ordina sempre ciò che dobbiamo pensare. Spesso decide prima dove andrà il nostro sguardo.

L'attenzione è la materia prima della vita interiore. Senza attenzione non c'è memoria stabile, non c'è studio serio, non c'è lettura profonda, non c'è amicizia vera, non c'è desiderio che maturi, non c'è fede, non c'è arte, non c'è politica degna di questo nome. Tutto ciò che conta, a un certo punto, chiede attenzione. Chiede durata. Chiede continuità. Chiede capacità di resistere alla dispersione. Proprio per questo l'attenzione è diventata il nuovo petrolio del capitalismo contemporaneo. Non perché sia una metafora brillante, ma perché è una risorsa scarsa, preziosa, estraibile, monetizzabile, contendibile.

Per secoli il potere ha cercato di comandare i corpi. Oggi, in larga parte, cerca prima di orientare gli sguardi. Se riesce a governare il flusso dell'attenzione, il resto viene dopo. Una popolazione interrotta di continuo, sedotta da stimoli rapidi, frammentata in mille richiami, tende a leggere meno, a riflettere peggio, a reagire più in fretta, a indignarsi più facilmente, a dimenticare prima. Diventa, senza quasi accorgersene, più permeabile. Il controllo non ha più bisogno di presentarsi in forma brutale. Può bastare un ecosistema progettato per impedire la profondità.

Per capire chi sono i padroni dell'attenzione bisogna allora fare un passo indietro e guardare il mondo digitale per quello che è diventato davvero. Non una semplice rete neutra di strumenti utili, non una grande piazza democratica dove tutti parlano alla pari, non un innocente insieme di app pensate soltanto per semplificare la vita. Quella rappresentazione contiene pezzi di verità, ma oggi è insufficiente. Il mondo digitale dominante è una gigantesca infrastruttura privata in cui poche imprese globali si contendono la risorsa più delicata che possediamo: il tempo cosciente.

Il meccanismo fondamentale è semplice. Tu entri in una piattaforma perché vuoi parlare con qualcuno, vedere una foto, ascoltare una canzone, comprare un oggetto, controllare una notizia, distrarti qualche minuto. Nel frattempo la piattaforma osserva ogni passaggio utile. Quanto ti fermi. Che cosa tocchi. Che cosa salti. Dove rallenti. Quando torni indietro. Quali contenuti ti trattengono di più. Quali parole ti muovono. Quali immagini ti agitano. Quali ore del giorno ti rendono più vulnerabile. Tutte queste tracce, prese una per una, sembrano minime. Sommate su miliardi di utenti e su anni di esperimenti continui, diventano un sapere enorme sul comportamento umano.

Ed ecco il punto decisivo. Quel sapere non serve soltanto a migliorare un servizio. Serve a rendere il servizio più capace di trattenerti. Serve a predire meglio la tua permanenza. Serve a vendere accesso mirato alla tua soglia mentale. Serve a costruire un ambiente in cui la tua uscita sia sempre un po' meno probabile e il tuo ritorno sempre un po' più automatico. La logica industriale è questa. Se il profitto dipende dal coinvolgimento, allora ogni funzione verrà lentamente ottimizzata per accrescere il coinvolgimento. Non perché un singolo progettista sia un demonio. Perché l'intero modello di business spinge in quella direzione.

Per molto tempo si è ripetuta una formula che sembrava quasi folcloristica: se un servizio è gratis, il prodotto sei tu. È una formula efficace, ma ancora troppo piccola per descrivere ciò che accade davvero. In molti casi il prodotto non sei soltanto tu. È una parte del tuo futuro comportamentale. È la probabilità che tu resti ancora qualche minuto. È la probabilità che tu clicchi, condivida, compri, reagisca, ritorni, voti in un certo modo, sviluppi un certo gusto, entri in una certa atmosfera mentale. Il valore economico non nasce solo dai dati fermi, nasce dalla possibilità di trasformarli in previsione.

Qui entra in gioco il grande tema del capitalismo della sorveglianza. L'idea, nella sua forma più dura, è che l'esperienza umana venga trattata come materia prima disponibile all'estrazione. Ogni gesto lascia una scia. Ogni scia può essere registrata. Ogni registrazione può essere analizzata. Ogni analisi può diventare predizione. Ogni predizione può diventare profitto. In questo passaggio il capitalismo cambia natura. Non si limita più a vendere merci. Interviene sempre più profondamente negli ambienti che modellano il comportamento. Non si limita a rispondere ai desideri. Impara a coltivarli, orientarli, rinforzarli, anticiparli.

Per questo le grandi piattaforme non combattono soltanto tra loro per avere più utenti. Combattono per avere utenti più prevedibili, più segmentabili, più misurabili, più trattenibili. Combattono per farsi aprire al mattino, controllare durante la giornata, consultare la sera, riaprire di notte. Combattono per occupare i tempi morti, le attese, le insicurezze, le solitudini, le micro frustrazioni, i momenti di stanchezza, il bisogno di appartenenza, la paura di essere dimenticati. È una guerra invisibile per colonizzare gli intervalli della vita.

Qui bisogna capire una cosa fondamentale. Le vecchie industrie vendevano soprattutto prodotti o servizi. Le grandi piattaforme di oggi vendono soprattutto accesso organizzato all'attenzione umana. Meta non offre soltanto socialità. Organizza e rivende una parte del tempo relazionale e immaginativo di miliardi di persone. Alphabet non offre soltanto ricerca e video. Organizza e rivende un'infrastruttura cognitiva dentro cui milioni di utenti cercano, guardano, imparano, si informano, si perdono. Amazon non offre soltanto acquisti. Organizza il desiderio in un sistema che tende a ridurre l'intervallo tra impulso e soddisfazione. Apple non offre soltanto dispositivi eleganti. Governa l'ecosistema tecnico attraverso cui quella relazione continua con lo schermo diventa quotidiana, normale, perfino aspirazionale. ByteDance, con una lucidità quasi feroce, ha dimostrato fino a che punto si possa spingere la cattura algoritmica quando il contenuto arriva addosso all'utente prima ancora che l'utente abbia deciso che cosa vuole vedere.

Questo non significa che tutte queste aziende siano identiche o che abbiano gli stessi strumenti, gli stessi mercati, la stessa cultura interna. Significa che appartengono a uno stesso orizzonte storico: quello in cui l'attenzione diventa infrastruttura di profitto. Un tempo la grande industria aveva bisogno di miniere, fabbriche, ferrovie, porti, energia. Oggi le grandi piattaforme hanno bisogno di un'altra cosa: un accesso costante alla vita mentale. Loro non scavano nel sottosuolo. Scavano nei riflessi.

Il carattere più impressionante di questo potere è la sua apparenza amichevole. Le piattaforme si presentano come spazi di libertà, gioco, autoespressione, creatività, scoperta. I loro loghi sono leggeri. Le interfacce sono pulite. Il linguaggio è colloquiale. Tutto sembra fatto per non intimidire nessuno. Si entra senza attrito. Si rimane senza accorgersene. È un potere che non ha bisogno di dichiararsi. Anzi, funziona meglio quando non viene percepito come potere. Più si presenta come servizio inevitabile, più diventa difficile vederne la struttura.

Immagina una città in cui ogni strada sia stata progettata da una società privata con l'unico obiettivo di farti camminare il più a lungo possibile dentro i suoi quartieri commerciali. Le panchine, le luci, le vetrine, i segnali, i rumori, le deviazioni, tutto sarebbe pensato per trattenerti. Tu avresti la sensazione di muoverti liberamente, ma il tuo percorso sarebbe stato studiato da altri. Ecco, una parte decisiva del mondo digitale funziona così. Tu credi di esplorare. In realtà sei accompagnato. Tu credi di scegliere ogni volta. In realtà scegli dentro un campo di possibilità già orientato.

I padroni dell'attenzione conoscono bene il valore dell'attrito. Sanno che un minimo ostacolo può interrompere un comportamento automatico. Sanno che una pausa può restituire coscienza. Sanno che una scelta da compiere davvero può ridurre il tempo di permanenza. Per questo i sistemi più efficaci lavorano a una riduzione continua dell'attrito. Lo scorrimento non finisce. Il video parte da solo. Il contenuto seguente è già pronto. Il suggerimento arriva prima della domanda. La notifica interrompe il silenzio. Il badge rosso richiama l'occhio. L'uscita esiste, certo, ma l'ingresso nel prossimo stimolo è quasi sempre più facile.

Questo è uno dei tratti più profondi del dominio contemporaneo. Il controllo non si esercita principalmente vietando. Si esercita rendendo più probabile una traiettoria e meno probabile un'altra. Se la scelta più facile coincide quasi sempre con la permanenza nello stesso ecosistema, allora la libertà formale resta intatta, ma la libertà concreta si assottiglia. Nessuno ti obbliga a restare. Eppure tutto è disposto per farti restare. Nessuno ti ordina di tornare. Eppure l'intero ambiente ti spinge a tornare. È un potere che non parla il linguaggio della costrizione esplicita. Parla il linguaggio della seduzione ingegnerizzata.

Qui si apre una questione enorme, soprattutto per i giovani. Per anni gli adulti hanno osservato ragazzi e adolescenti con un misto di fastidio e superficialità. Hanno detto che non riescono più a stare senza telefono, che si distraggono subito, che vivono attaccati allo schermo. In molti casi è vero. Ma se ci fermiamo lì, facciamo un errore gravissimo: scambiamo per debolezza individuale ciò che è anche il prodotto di un ambiente progettato con enorme competenza per generare aggancio. Un ragazzo di sedici anni non sta lottando contro una semplice tentazione personale. Sta lottando contro un'architettura globale costruita da aziende che dispongono di potenze di calcolo immense, test continui, psicologia comportamentale, analisi dei dati, design iterativo, squadre dedicate a massimizzare il coinvolgimento.

È come esporre un adolescente a un ambiente saturo di stimoli, premi, richiami sonori, immagini ipnotiche e ricompense variabili, e poi accusarlo di non avere abbastanza autodisciplina. Una parte della responsabilità individuale esiste sempre, certo. Nessuno la cancella. Però una società seria deve saper vedere anche la struttura che produce quella vulnerabilità. Altrimenti il discorso pubblico diventa moralistico e cieco. Colpevolizza chi è stato esposto e assolve chi ha costruito la macchina.

Una delle più grandi vittorie culturali delle Big Tech è stata proprio questa: riuscire a presentare come problema privato ciò che è in realtà anche un problema economico, politico, pedagogico e sanitario. Se una generazione cresce dentro un ambiente costruito per premiare l'impulso, interrompere il focus, spingere al confronto permanente, rendere monetizzabile l'irrequietezza, allora non siamo più davanti soltanto a una questione di buone abitudini. Siamo davanti a una forma di ecologia mentale inquinata. E così come l'aria tossica non può essere trattata soltanto come problema di polmoni individuali, un ecosistema attentivo tossico non può essere trattato soltanto come difetto di carattere dei singoli utenti.

La parola padrone, a questo punto, va intesa con precisione. Non indica un sovrano assoluto che controlla ogni gesto della vita umana. Una simile immagine sarebbe grossolana e poco credibile. Indica piuttosto chi dispone di un potere strutturale sulle condizioni entro cui i gesti diventano più o meno probabili. Indica chi trae valore dalla tua presenza mentale. Indica chi può osservare le tue routine più di quanto tu stesso faccia. Indica chi è in grado di sperimentare milioni di varianti per capire quale interfaccia ti trattiene meglio, quale suono ti richiama di più, quale sequenza di contenuti ti fa restare qualche minuto in più. In questo senso i padroni dell'attenzione non governano soltanto piattaforme. Governano ambienti di comportamento.

Questo potere ha anche conseguenze culturali enormi. In una società dove quote crescenti di attenzione collettiva scorrono dentro canali privati, chi governa quei canali governa anche una parte decisiva della visibilità. Che cosa emerge. Che cosa scompare. Che cosa viene premiato. Che cosa viene spinto. Che cosa viene rallentato. Quali emozioni vengono amplificate. Quali parole vengono associate tra loro. Quali temi diventano virali. Tutto questo plasma il clima mentale di un'epoca. Anche senza assumere la forma brutale della censura tradizionale, una piattaforma può orientare il campo della percezione collettiva.

C'è poi un aspetto ancora più sottile. Spesso si sente dire che gli algoritmi ci mostrano ciò che ci interessa. È una frase comoda, ma semplifica troppo. Molto spesso gli algoritmi ci mostrano soprattutto ciò che ci trattiene. E ciò che trattiene una mente umana non coincide necessariamente con ciò che la nutre. A volte coincide con ciò che la agita. A volte con ciò che la divide. A volte con ciò che la eccita. A volte con ciò che la ferisce. A volte con ciò che la tiene sospesa in uno stato di reattività continua. Il contenuto migliore, più vero, più profondo, più utile alla crescita, spesso perde contro il contenuto che produce reazione immediata. Per il sistema vale di più ciò che accende di colpo di ciò che matura lentamente.

Qui il problema smette di essere soltanto economico e diventa apertamente antropologico. Che tipo di essere umano viene favorito da un ambiente che premia il rapido, il brillante, il breve, il reattivo, il conflittuale, il confrontabile, il continuamente aggiornabile? Viene favorito un essere umano meno paziente, meno disposto alla lentezza, meno capace di concentrazione prolungata, più esposto al richiamo esterno, più dipendente da segnali di conferma, più vulnerabile al confronto, più disposto a reagire prima di pensare. Non tutti nello stesso modo, certo. Non sempre con la stessa intensità. Ma la direzione generale è questa. E proprio perché la direzione è questa, la questione non può più essere trattata come un semplice dibattito sul gusto o sulle abitudini.

Per capire fino in fondo il nuovo potere bisogna allora smettere di pensare ai dati come a una materia fredda e astratta. I dati non sono soltanto numeri. Sono tracce di vita. Sono gesti trasformati in calcolo. Sono tempi di esitazione che raccontano una fragilità. Sono preferenze che rivelano una vulnerabilità. Sono ritmi di ritorno che segnalano una dipendenza nascente. Sono segnali che permettono di capire quando una persona è più sola, più stanca, più disponibile a essere agganciata. La potenza delle piattaforme nasce da qui. Dalla capacità di convertire la quotidianità in informazione utile.

È per questo che il conflitto del nostro tempo non oppone semplicemente esseri umani e macchine. Oppone esseri umani e sistemi economici che usano macchine per rendere più redditizia la cattura della vita mentale. Le macchine, da sole, non decidono il fine. Il fine è scritto negli incentivi. E gli incentivi sono scritti nel modello di profitto. Finché il profitto crescerà insieme al tempo di permanenza, il sistema continuerà a tendere verso forme sempre più sofisticate di presa attentiva. Cambieranno i linguaggi, cambieranno i formati, cambieranno le piattaforme, cambieranno gli schermi. La logica di fondo resterà la stessa.

Questo significa che il problema non si risolve con una nostalgia superficiale. Non basta dire che una volta si stava meglio. Non basta rimpiangere un passato analogico come se fosse un paradiso perduto. Il punto non è tornare indietro. Il punto è vedere avanti con maggiore lucidità. Se non capiamo chi governa l'attenzione, finiremo per discutere all'infinito dei sintomi senza toccare mai la struttura. Ci lamenteremo della distrazione, dell'ansia, della superficialità, del confronto sociale, dell'aggressività online, senza ammettere che una parte di questi fenomeni prospera dentro un ambiente industriale che li rende economicamente vantaggiosi.

Per questo il linguaggio politico del prossimo decennio dovrà cambiare. Dovrà imparare a parlare di sovranità cognitiva. Dovrà imparare a trattare l'attenzione come bene comune. Dovrà imparare a considerare l'inquinamento attentivo con la stessa serietà con cui tratta altre forme di contaminazione dell'ambiente. Dovrà imparare a chiedersi se sia legittimo che imprese private progettino ecosistemi ottimizzati per trattenere il più possibile utenti giovani, vulnerabili, stanchi, insonni, soli, arrabbiati, trasformando la loro permanenza in materia monetizzabile.

Capire chi sono i padroni dell'attenzione non significa cedere al complottismo. Significa uscire dall'ingenuità. Significa riconoscere che nel nostro tempo la libertà non dipende solo da ciò che possiamo dire o comprare o votare. Dipende anche da ciò che riusciamo ancora a guardare senza essere continuamente interrotti, da ciò che riusciamo a pensare senza venire dispersi, da ciò che riusciamo ad amare senza trasformarlo subito in contenuto, da ciò che riusciamo a ricordare senza consegnarlo immediatamente a una piattaforma.

Chi governa l'attenzione governa una soglia decisiva dell'umano. Governa l'accesso alla memoria, alla riflessione, alla profondità, alla durata. Governa il punto in cui la persona smette di essere intera e comincia a essere divisibile in micro reazioni. Ecco perché questa battaglia è così importante. Perché non stiamo parlando semplicemente di telefoni, app e passatempo. Stiamo parlando della forma nascosta che il potere assume quando impara a entrare nella vita quotidiana senza farsi notare.

Chi possiede l'attenzione possiede la soglia da cui passano memoria, desiderio, studio, amore e politica. Per questo la battaglia non è tecnica. È civile.

Capitolo 3

La macchina del ritorno

Nessun ragazzo nasce già sconfitto dallo schermo. Prima viene l'ambiente. Poi l'abitudine. Poi il ritorno. Poi il gesto che sembra nostro e invece è stato allenato.

La parola compulsione va presa sul serio. Non indica solo il fatto di usare spesso una certa applicazione. Indica qualcosa di più preciso. Indica il movimento con cui una persona torna verso un gesto quasi senza passare da una decisione pienamente cosciente. Guarda lo schermo quasi per riflesso. Controlla le notifiche anche quando sa che probabilmente non c'è nulla di importante. Scorre senza volerlo davvero. Apre una piattaforma per pochi secondi e si ritrova ancora lì dopo venti minuti. Non sempre se ne accorge subito. Anzi, molte volte lo capisce solo dopo, quando sente di aver perso tempo, energia, lucidità e continuità mentale.

Questo automatismo non nasce per caso. È il prodotto di un lavoro molto sofisticato. Dentro le grandi piattaforme operano ingegneri, designer, analisti dei dati, specialisti di user experience, esperti di psicologia comportamentale, ricercatori che testano continuamente quali scelte grafiche, quali colori, quali suoni, quali tempi di attesa, quali meccanismi di ritorno rendano un utente più incline a restare, cliccare, scorrere, condividere, tornare. Non serve immaginare una stanza segreta piena di cattivi. Basta capire la logica del sistema. Se il profitto cresce quando cresce il coinvolgimento, allora ogni dettaglio dell'interfaccia tenderà a essere raffinato nella direzione della permanenza.

La prima legge di questa ingegneria è semplice. Ridurre l'attrito. Una persona si ferma più facilmente quando incontra una soglia, una pausa, un confine, un punto in cui deve decidere davvero se continuare o no. Le piattaforme più efficaci fanno di tutto per eliminare questi punti di arresto. Lo scroll non finisce. Il video successivo parte da solo. Il feed si aggiorna di continuo. La prossima immagine è già pronta. Il messaggio è già lì. La raccomandazione compare prima ancora che l'utente abbia formulato un desiderio chiaro. Ogni interruzione della coscienza viene aggirata. Si costruisce così una continuità artificiale che mima il flusso naturale della curiosità, ma in realtà lo manipola.

Per capire la forza di questa dinamica conviene osservare la differenza tra due esperienze. Immagina di leggere un grande romanzo su carta. Per andare avanti devi voltare pagina. La pagina che finisce ti fa avvertire un piccolo bordo, un passaggio, una cesura. È un gesto minimo, ma quella micro soglia ricorda al cervello che l'atto di continuare ti appartiene. Adesso immagina un feed digitale che non finisce mai. Non c'è bordo, non c'è pagina finale, non c'è vera cesura, non c'è un punto naturale in cui il sistema ti restituisca pienamente la decisione. Questo è il genio oscuro dello scroll infinito. Non costringe. Semplicemente ti priva del punto in cui potresti interrompere con più facilità.

La seconda legge dell'ingegneria della compulsione è la ricompensa intermittente. Se una ricompensa arriva sempre nello stesso modo, con la stessa intensità e negli stessi tempi, il cervello si abitua. Se invece la ricompensa arriva in modo variabile, incerto, imprevedibile, il sistema di attesa si accende molto di più. È lo stesso principio che rende tanto forti le slot machine. Non sai quando arriverà il piccolo premio, e proprio per questo continui a restare. Le piattaforme social hanno tradotto questo schema in forma digitale. Un post può ricevere pochi segnali o molti. Un messaggio può arrivare subito o tardare. Un video può sorprenderti all'improvviso dopo dieci mediocri. Un contenuto può darti l'impressione improvvisa di essere visto, capito, premiato. Questa alternanza di attesa e gratificazione tiene il cervello in sospensione.

L'aspetto decisivo è che la ricompensa non deve essere enorme. Basta che sia plausibile. Basta che il sistema faccia intuire che qualcosa potrebbe arrivare. Un nuovo messaggio. Un like. Una visualizzazione. Un contenuto irresistibile. Una risposta che aspettavi. Una conferma narcisistica. Un piccolo segnale di appartenenza. Le piattaforme non vendono soltanto contenuti. Vendono la possibilità continua che accada qualcosa di stimolante entro pochi secondi. In questo senso vivono di promessa. E una promessa sempre accessibile è una forma potentissima di aggancio.

La terza legge è la personalizzazione. Un ambiente standardizzato può essere coinvolgente, ma un ambiente che impara i tuoi ritmi, le tue fragilità, le tue preferenze, diventa molto più efficace. Le piattaforme raccolgono dati per fare esattamente questo. Capire che cosa ti trattiene. Non in astratto. Proprio te. C'è chi si ferma di più sui volti. Chi sui conflitti. Chi sui video comici. Chi sulle tragedie. Chi sul corpo. Chi sulle polemiche politiche. Chi sulle storie sentimentali. Chi sugli animali. Chi sul lusso. Chi sulla rabbia. Chi sui tutorial. Ogni utente lascia una firma comportamentale. L'algoritmo non ha bisogno di comprenderti come ti comprenderebbe un amico. Gli basta riconoscere abbastanza bene i pattern per aumentare la probabilità che tu resti.

Questo significa che la piattaforma non ti mostra semplicemente il mondo. Ti rimanda una versione del mondo ottimizzata per la tua permanenza. Ecco perché due persone diverse, pur usando lo stesso servizio, finiscono per abitare universi mentali differenti. Uno viene spinto verso contenuti più aggressivi. Un altro verso il confronto estetico. Un altro verso la paura. Un altro verso la seduzione. Un altro verso la teoria del complotto. Un altro verso il consumo compulsivo. In ciascun caso il criterio non è il bene dell'utente, ma l'efficienza dell'aggancio.

La quarta legge è il richiamo. Una piattaforma non vuole solo trattenerti quando ci sei dentro. Vuole anche riportarti dentro quando sei fuori. Qui entrano in scena notifiche, badge, vibrazioni, suoni, anteprime, promemoria, email, suggerimenti personalizzati, messaggi che sembrano rivolti proprio a te. Questi richiami sono tanto più efficaci quanto più si insinuano negli spazi vulnerabili della giornata. Appena ti annoi. Appena ti senti solo. Appena finisci un compito. Appena ti svegli. Appena stai per addormentarti. Appena hai un piccolo calo d'umore. Appena sei in attesa di qualcosa. Appena il silenzio si fa percepibile. Il richiamo perfetto non arriva quando sei pienamente concentrato. Arriva quando potresti scivolare.

Qui bisogna dire una cosa importante. L'ingegneria della compulsione non funziona soltanto perché offre piacere. Funziona anche perché offre fuga. Molte persone non aprono il telefono solo per cercare qualcosa di piacevole. Lo aprono per evitare qualcosa di scomodo. Un vuoto. Un pensiero. Una preoccupazione. Un imbarazzo. Una fatica. Una noia. Una tristezza leggera. Una sensazione di esclusione. Il digitale contemporaneo non è soltanto un supermercato di stimoli. È anche un anestetico a basso dosaggio sempre disponibile. Ti consente di non restare per troppo tempo con te stesso. E questa, soprattutto nei periodi di fragilità, diventa una tentazione fortissima.

La quinta legge è la misurazione sociale. L'essere umano è un animale relazionale. Ha bisogno di essere visto, riconosciuto, incluso. Ha paura dell'irrilevanza, dell'esclusione, del silenzio dell'altro. Le piattaforme hanno capito molto bene che trasformare questi bisogni in segnali numerici significa renderli più intensi e più facilmente monetizzabili. Il like, il conteggio delle visualizzazioni, il numero dei follower, il cuore, il commento, la spunta, la visualizzazione del messaggio, il tempo di risposta, tutto questo converte la vita relazionale in una successione di indicatori. La conseguenza è enorme. Una parte crescente dell'autostima giovanile viene esposta a metriche continue.

Un tempo un adolescente poteva sentirsi amato o escluso, bello o inadeguato, popolare o invisibile, ma queste percezioni restavano in larga parte immerse nella complessità opaca della vita reale. Oggi molte di esse vengono accompagnate da numeri. E i numeri hanno una forza particolare, perché sembrano oggettivi anche quando raccontano solo una piccola parte della realtà. Se una foto riceve poco, il ragazzo o la ragazza non vive solo un'impressione vaga. Vede una misura. Vede un segnale. Vede una forma di confronto immediato. Questo rende la gratificazione più pungente, ma rende anche la ferita più precisa.

La sesta legge è la velocità. Le piattaforme contemporanee non vogliono soltanto piacerti. Vogliono anticiparti. Ridurre la distanza tra desiderio e risposta. Se prima sceglievi un film, oggi spesso il flusso di contenuti ti piomba addosso prima che tu abbia avuto il tempo di chiederti che cosa vuoi davvero. Se prima cercavi una musica, oggi la playlist ti insegue. Se prima decidevi di vedere un video, oggi il video parte. Se prima dovevi formulare una domanda, oggi qualcuno ti mostra una risposta che non avevi ancora deciso di cercare. Questa accelerazione ha un costo profondo. Indebolisce la muscolatura della scelta.

Scegliere davvero richiede tempo. Richiede tolleranza dell'incertezza. Richiede la capacità di stare qualche secondo o qualche minuto senza riempire subito il vuoto con il primo stimolo disponibile. Ma se un sistema si abitua a servire continuamente alternative pronte, la soglia di pazienza si abbassa. Si riduce la capacità di desiderare in modo maturo. Si riduce la capacità di costruire un criterio. Si diventa più rapidi nel reagire, ma meno forti nel discernere. E una società che reagisce rapidamente ma discerne debolmente è una società più manovrabile.

La settima legge è il test permanente. Una piattaforma non è mai davvero finita. Cambia di continuo. Sperimenta. Confronta. Analizza. Modifica. Rimette in circolo. Se un certo pulsante trattiene di più, viene mantenuto. Se una certa sequenza di colori aumenta il ritorno, viene adottata. Se una certa posizione del contenuto genera più click, viene favorita. Se una certa forma di notifica richiama più utenti, viene replicata. In altre parole, milioni di persone vengono esposte ogni giorno a un laboratorio comportamentale continuo. Non sempre in modo drammatico, non sempre con effetti evidenti nell'immediato, ma con una costanza cumulativa impressionante.

In questo laboratorio l'utente comune è in svantaggio radicale. Lui sente soltanto la propria fatica. L'azienda vede milioni di dati. Lui percepisce che qualcosa lo richiama. L'azienda sa quali richiami funzionano meglio su popolazioni simili. Lui pensa di avere un problema personale di autocontrollo. L'azienda misura, raffina, segmenta, corregge, itera. Questo non significa che la partita sia persa. Significa però che la partita è molto più impari di quanto la retorica della responsabilità individuale lasci intendere.

Esiste poi un altro elemento decisivo. L'ingegneria della compulsione non si limita a sfruttare i bisogni che abbiamo. A volte contribuisce anche a intensificarli. Se un sistema alimenta continuamente il confronto sociale, il bisogno di verifica esterna cresce. Se un sistema premia la reazione immediata, l'intolleranza all'attesa cresce. Se un sistema riempie ogni pausa, la difficoltà a stare nel silenzio cresce. Se un sistema fornisce scariche continue di novità, la soglia di noia si abbassa. Così la piattaforma non si limita a rispondere a una vulnerabilità. In una certa misura la allena, la rende più probabile, la coltiva. È un circolo molto pericoloso, perché l'utente viene poi rimproverato proprio per i tratti che l'ambiente ha contribuito a esasperare.

Qui si vede bene la natura profondamente politica della questione. Se il design digitale agisce sui riflessi, sulle pause, sulla ricompensa, sulla disponibilità sociale, sull'ansia da esclusione, allora non siamo più davanti a un semplice tema di preferenze private. Siamo davanti a una tecnologia di orientamento del comportamento su scala di massa. E una tecnologia di orientamento del comportamento, quando è governata da imprese private che rispondono principalmente alla logica del profitto, diventa inevitabilmente una questione pubblica.

Molti giovani avvertono questo potere sulla propria pelle, ma non hanno ancora le parole per nominarlo. Sentono di non riuscire a staccarsi. Sentono che entrano per un attimo e restano molto più a lungo. Sentono che il telefono li chiama anche quando non c'è nulla di davvero urgente. Sentono che dopo ore di scorrimento si percepiscono più vuoti, più irritabili, più inquieti, eppure tornano. Questa contraddizione è importante. Se un comportamento continua anche quando il piacere diminuisce, significa che non siamo più soltanto nel regno del gusto. Siamo entrati nella logica dell'aggancio.

Ed è qui che il moralismo fallisce. Dire a un ragazzo che deve solo essere più forte è come dire a qualcuno immerso in una corrente di nuotare meglio senza spiegargli la corrente. La forza individuale conta, certo. Ma contano anche la velocità dell'acqua, la direzione del flusso, la struttura del fiume. Le piattaforme contemporanee sono costruite proprio per diventare corrente. Una corrente psicologica, relazionale e sensoriale. Ti portano avanti senza che tu debba decidere continuamente. E quando una corrente diventa l'ambiente normale di una generazione, la responsabilità non può ricadere solo sul singolo.

L'ingegneria della compulsione è tanto più efficace quanto più riesce a sparire. Funziona meglio quando viene scambiata per abitudine spontanea. Quando la persona dice io sono fatto così. Io sono distratto. Io sono pigro. Io non ho costanza. In quel momento il sistema ha vinto due volte. Ha prodotto un comportamento e ha nascosto la propria impronta dietro il linguaggio del carattere personale. Ma una società adulta deve imparare a distinguere il tratto individuale dalla struttura che lo deforma.

Questo non significa negare del tutto la libertà. Significa proteggerla con maggiore intelligenza. La libertà non consiste nel lasciare l'individuo solo davanti a sistemi progettati per agganciarlo. Consiste anche nel creare condizioni in cui possa riconoscere i meccanismi, interromperli, riaddestrare l'attenzione, sottrarsi quando serve, pretendere regole più giuste, difendere la propria vita mentale. Per fare questo, però, bisogna smettere di considerare le interfacce digitali come superfici innocenti. Bisogna cominciare a leggerle come dispositivi di comportamento.

Le grandi piattaforme hanno capito una verità antica. L'essere umano non è guidato solo da idee chiare e ragionamenti freddi. È guidato anche da anticipazione, attesa, imitazione, paura dell'esclusione, bisogno di ricompensa, ricerca di sollievo, desiderio di conferma, tendenza all'automatismo. L'ingegneria della compulsione prende questi elementi e li orchestra. Non crea da zero la nostra vulnerabilità, ma la incontra, la misura, la incentiva, la mette a profitto. Per questo è tanto potente. Perché non combatte contro la natura umana. Lavora dentro di essa.

A questo punto si può capire perché il prossimo grande conflitto civile non riguarderà soltanto chi possiede i dati o chi controlla le reti, ma anche chi ha il diritto di progettare ambienti che entrano così profondamente nei ritmi dell'attenzione umana. È legittimo costruire sistemi che riducono deliberatamente le pause e aumentano la frequenza del ritorno? È legittimo progettare feed che non finiscono mai? È legittimo usare metriche sociali continue su adolescenti in piena formazione identitaria? È legittimo spingere verso forme di aggancio che diventano sempre più efficaci proprio sui soggetti più vulnerabili?

Queste domande non sono marginali. Sono centrali. Perché da esse dipende la qualità psichica delle generazioni future. Se continuiamo a trattare il design digitale come un semplice fatto tecnico, lasceremo che decisioni enormi sul comportamento umano vengano prese quasi soltanto in funzione del profitto. Se invece impariamo a vedere l'ingegneria della compulsione per ciò che è, allora possiamo cominciare a opporre una cultura diversa, una regolazione diversa, una pedagogia diversa.

Il primo passo, però, resta sempre lo stesso. Vedere. Vedere il meccanismo mentre agisce. Vedere il feed che non finisce. Vedere la promessa intermittente della ricompensa. Vedere la notifica che richiama. Vedere la metrica che seduce o ferisce. Vedere il gesto automatico che si ripete. Vedere l'attrito cancellato. Vedere il ritorno progettato. Vedere che cosa, in tutto questo, ti sta lentamente abituando a vivere senza continuità mentale.

Perché una volta che il meccanismo diventa visibile, qualcosa cambia. Non scompare subito. Non perde di colpo la sua forza. Ma smette di essere innocente. E il giorno in cui smette di essere innocente, comincia anche a perdere una parte del suo incantesimo.

La macchina perde una parte della sua forza quando smette di sembrare naturale. Vederla è il primo modo per interromperla.

Capitolo 4

L'utente come territorio

La frase è diventata famosa perché consola e spaventa insieme. Se il servizio è gratis, il prodotto sei tu. È vera, ma ormai è troppo piccola.

Dire che il prodotto sei tu non basta ancora. Perché non chiarisce come funzioni il sistema, non mostra dove si produce il profitto, non spiega perché le piattaforme siano così aggressive nel trattenere l'attenzione, non fa vedere la trasformazione più profonda. La formula giusta, oggi, è più dura. Tu non sei semplicemente il prodotto. Sei la fonte di materia prima da cui il sistema estrae valore. Sei il punto da cui vengono raccolte tracce. Sei la superficie da cui vengono letti segnali. Sei il comportamento da cui si costruiscono modelli. Sei la presenza da cui si genera profitto. E, in molti casi, ciò che davvero viene monetizzato non sei neppure tu nel presente, ma la probabilità statistica del tuo comportamento futuro.

Per capire questo passaggio bisogna abbandonare l'idea ingenua secondo cui una piattaforma digitale vive principalmente perché offre un servizio utile e in cambio riceve denaro dall'utente. In alcuni casi questo accade. Ma nel cuore del sistema dominante la logica è diversa. La piattaforma ti offre accesso, continuità, intrattenimento, socialità, semplificazione, comunicazione, archiviazione, visibilità. In cambio non ti chiede subito denaro diretto. Ti chiede tempo, dati, disponibilità mentale, tracce comportamentali. Più precisamente, ti chiede di restare abbastanza a lungo da poterti osservare bene.

Questo è il punto di rottura rispetto a molte forme economiche del passato. Una volta il rapporto commerciale era più leggibile. Entravi in un negozio, compravi un oggetto, pagavi un prezzo, uscivi. Il profitto dell'impresa era legato soprattutto alla vendita di quella merce. Oggi, in una parte decisiva dell'economia digitale, il rapporto è molto più opaco. Tu non compri soltanto un servizio e non usi soltanto uno strumento. Vieni inserito in un ambiente che registra il tuo passaggio, misura il tuo comportamento, confronta le tue reazioni con quelle di milioni di altri utenti, estrae correlazioni, costruisce segmenti, raffina profili, ottimizza previsioni.

A prima vista può sembrare astratta. In realtà è qualcosa di estremamente concreto. Ogni secondo di permanenza dice qualcosa. Se ti fermi un attimo di più su una fotografia, lasci una traccia. Se scorri subito un video, lasci una traccia. Se torni indietro a rivedere un contenuto, lasci una traccia. Se leggi fino in fondo un post polemico, lasci una traccia. Se abbandoni un contenuto triste ma resti su uno scandaloso, lasci una traccia. Se compri un oggetto dopo averlo visto due volte, lasci una traccia. Se apri l'app appena sveglio, lasci una traccia. Se la controlli di notte, lasci una traccia. Il sistema non ha bisogno di sapere tutto di te nel senso narrativo del termine. Non deve capirti come ti capirebbe un amico, un amante o un terapeuta. Gli basta capire abbastanza bene i tuoi pattern per rendere più probabile una certa azione.

Qui si comprende perché il denaro vero si concentri tanto sulla pubblicità comportamentale e sui mercati della predizione. Le piattaforme non vendono soltanto spazi pubblicitari generici come facevano i vecchi giornali o le televisioni tradizionali. Vendono la possibilità di raggiungere categorie sempre più precise di persone in momenti sempre più specifici della giornata, con messaggi sempre più calibrati sui loro interessi, le loro paure, le loro abitudini, le loro vulnerabilità, i loro ritmi. In questo quadro la tua attenzione non è più semplicemente conquistata. È confezionata, segmentata e rivenduta.

Ma c'è un passaggio ancora più radicale. Non viene venduta soltanto la tua attenzione presente. Viene venduta la capacità del sistema di orientare e prevedere il tuo comportamento futuro. Se la piattaforma riesce a capire quando sei più incline ad acquistare, condividere, cliccare, reagire, restare, allora il suo valore cresce enormemente. Ecco perché il capitalismo digitale più avanzato non si limita a registrare ciò che fai. Cerca costantemente di costruire modelli che aumentino la probabilità che tu faccia qualcosa di utile al sistema. Non aspetta passivamente i tuoi desideri. Li accompagna, li sollecita, li canalizza, a volte li esaspera.

In questo senso la formula tu sei il prodotto è persino troppo gentile. Fa pensare a qualcosa di già confezionato, già definito, già pronto per essere immesso sul mercato. In realtà il sistema lavora in modo più invasivo e più sottile. Ti scompone in segnali. Ti traduce in probabilità. Ti ricostruisce come profilo dinamico. Ti segue attraverso correlazioni. E poi usa quel profilo per perfezionare l'ambiente che ti verrà rimandato addosso. È un ciclo continuo. Tu usi la piattaforma. La piattaforma ti studia. Poi ti restituisce un mondo più adatto a trattenerti. Tu reagisci a quel mondo. La piattaforma ti studia meglio. E così via.

Questa dinamica cambia profondamente il significato dell'espressione cliente. Un cliente, in senso classico, è colui che paga per ottenere qualcosa e verso cui l'impresa ha un dovere relativamente chiaro di soddisfazione. Nel mondo della sorveglianza digitale, spesso, il vero cliente è altrove. È l'inserzionista. È il soggetto che paga per avere accesso alla tua attenzione. È l'azienda che paga per poter raggiungere persone come te. È il soggetto economico interessato a inserirsi nel tuo flusso mentale nel momento più efficace. Tu, in questo schema, sei più vicino alla miniera che al cliente, più vicino al giacimento che al compratore.

Questa immagine può sembrare brutale, ma aiuta a capire la logica del sistema. Una miniera non viene interpellata. Viene sfruttata. Viene scavata finché produce. Viene analizzata per capire dove si trova il filone migliore. Viene gestita in modo da aumentare l'estrazione. Allo stesso modo il corpo digitale dell'utente viene esplorato per individuare i suoi punti di resa maggiore. Quando si distrae. Quando si aggancia. Quando si irrita. Quando si sente escluso. Quando risponde di più. Quando compra. Quando torna. Quando cede. Il profitto nasce da questa intelligenza estrattiva.

Per i giovani questo è particolarmente importante da capire, perché la retorica pubblica continua a raccontare le piattaforme come se fossero luoghi neutri di espressione personale. Si dice che ciascuno può pubblicare ciò che vuole, seguire chi vuole, dire la sua, trovare la propria comunità, creare contenuti, mostrarsi al mondo. Tutto questo è parzialmente vero. Ma è soltanto la superficie. Sotto quella superficie agisce un'economia spietata che non ha come obiettivo principale la tua crescita, la tua salute mentale, la tua formazione o la tua libertà. Ha come obiettivo la massimizzazione del valore estraibile dalla tua permanenza.

Qui molti giovani fanno una scoperta dolorosa. Pensavano di essere utenti. Scoprono di essere materia. Pensavano di essere protagonisti. Scoprono di essere anche oggetti di calcolo. Pensavano di stare usando un palcoscenico. Scoprono che quel palcoscenico è anche una macchina di misurazione. Pensavano di entrare in un luogo dove esprimersi. Scoprono che ogni atto di espressione diventa informazione utilizzabile economicamente. È una ferita simbolica forte, perché mette in crisi l'idea stessa di spontaneità. Anche il gesto che sentivamo più nostro, più intimo, più libero, viene in parte catturato, tradotto e riusato.

Questo non significa che tutto sia falso, che ogni relazione online sia priva di realtà, che ogni contenuto sia puro inganno o che ogni scambio digitale sia corrotto. Sarebbe troppo facile e anche troppo sciocco dirlo così. Le persone sui social amano davvero, soffrono davvero, comunicano davvero, mostrano davvero parti di sé. Il punto è un altro. Tutto questo avviene dentro infrastrutture economiche che hanno imparato a trarre profitto proprio dall'autenticità umana, dalla sua vulnerabilità, dalla sua ricerca di contatto, dalla sua fame di riconoscimento. Il sistema non distrugge la realtà delle emozioni. La usa.

Ecco perché la mercificazione dell'esperienza è uno dei concetti più importanti per capire il nostro tempo. Mercificare significa prendere qualcosa che non era nata per essere trattata come merce e inserirla in un circuito di valorizzazione economica. Nel mondo digitale contemporaneo viene mercificato il tempo libero. Viene mercificata la curiosità. Viene mercificato il bisogno di appartenenza. Viene mercificata l'insicurezza. Viene mercificata la ricerca di bellezza. Viene mercificata la rabbia. Viene mercificato perfino il desiderio di essere ascoltati. Ogni emozione che aumenta il coinvolgimento diventa, in un certo senso, risorsa.

Questo porta a una conseguenza politica enorme. Se il sistema guadagna di più quando tu resti più a lungo, allora tutto ciò che ti trattiene diventa economicamente interessante. Non solo ciò che ti informa o ti arricchisce. Anche ciò che ti agita. Anche ciò che ti ferisce. Anche ciò che ti intrappola nel confronto sociale. Anche ciò che ti tiene sveglio la notte. Anche ciò che ti spinge a controllare ancora una volta lo schermo. Da questo punto di vista la piattaforma non è premiata soprattutto quando ti rende migliore. È premiata quando ti rende trattenibile.

Qui emerge con chiarezza il carattere profondamente diseguale di questo sistema. Da una parte c'è il singolo utente, spesso giovane, spesso senza una piena coscienza dei meccanismi in gioco, spesso in cerca di contatto, di sollievo, di approvazione o di semplice distrazione. Dall'altra ci sono aziende dotate di immense risorse, potenze di calcolo, dati aggregati, team di design, analisi A/B, ottimizzazione continua, ricerca comportamentale, sperimentazione incessante. Pensare che il rapporto tra questi due poli sia paritario è una fantasia ideologica. È come dire che un adolescente e una macchina industriale di profilazione si incontrano da uguali. Non è così.

Bisogna anche notare che il sistema diventa tanto più efficace quanto più riesce a far apparire naturale il proprio funzionamento. Se un giovane percepisse costantemente di essere usato come superficie di estrazione economica, forse reagirebbe con più forza. Ma il sistema non si presenta così. Si presenta come intrattenimento, amicizia, creatività, espressione, immediatezza, comunità, scoperta. Ti fa sentire a casa mentre studia i tuoi movimenti. Ti accoglie mentre misura i tuoi tempi. Ti diverte mentre costruisce modelli. Ti offre libertà apparente mentre organizza il campo in cui quella libertà si muove.

La genialità del modello sta nel fatto che spesso l'utente collabora attivamente alla propria esposizione. Carica immagini, racconta stati d'animo, mostra gusti, rivela preferenze, dichiara opinioni, commenta, reagisce, si collega con persone, segue temi, clicca link, condivide geografie interiori. Tutto questo viene percepito come autoespressione. E in parte lo è. Ma nello stesso tempo è anche produzione gratuita di informazione preziosa per il sistema. L'utente lavora per la piattaforma senza chiamarlo lavoro. Addestra algoritmi senza sapere di addestrarli. Raffina modelli senza essere pagato. Costruisce valore azionario con la propria semplice presenza.

Da qui nasce una forma nuova di sfruttamento. Non si tratta più soltanto del lavoro fisico o del lavoro intellettuale in senso classico. Si tratta di una messa a valore della vita ordinaria. La tua navigazione produce valore. La tua attenzione produce valore. Il tuo desiderio produce valore. La tua reazione produce valore. Il tuo stare lì produce valore. Perfino il tuo smarrimento produce valore, se genera tempo di permanenza. Questo è uno degli elementi più inquietanti del capitalismo contemporaneo. Riesce a monetizzare non soltanto ciò che facciamo intenzionalmente per produrre, ma anche ciò che facciamo mentre crediamo di riposare, distrarci, passare il tempo o cercare contatto.

Per questo parlare di schiavismo digitale non è solo una provocazione. È un tentativo di nominare un regime in cui la libertà formale dell'utente convive con una dipendenza strutturale dal sistema che lo osserva, lo orienta e lo monetizza. Nessuno ti mette materialmente una catena. Nessuno ti obbliga a entrare. Nessuno ti impone con violenza di restare. Eppure l'intero ambiente è costruito per favorire la tua permanenza, per estrarre da quella permanenza valore crescente, per conoscere di te più di quanto tu sappia di te stesso in termini di routine digitali. È una forma di dominio morbido, ma proprio per questo molto difficile da vedere e da interrompere.

Molti giovani, quando lo capiscono davvero, provano due reazioni opposte. Da una parte rabbia. Dall'altra fatalismo. La rabbia dice: ci stanno usando. Il fatalismo dice: ormai è così, non si può fare niente. Nessuna delle due reazioni, da sola, basta. La rabbia senza comprensione rischia di consumarsi in slogan. Il fatalismo consegna tutto al sistema. Serve invece un terzo movimento. Capire con precisione la macchina. Vedere dove produce valore. Vedere dove ti cattura. Vedere come usa la tua esperienza. Vedere che cosa significa davvero essere il prodotto, o meglio, essere la materia che alimenta il prodotto.

C'è un'ultima cosa da mettere a fuoco. Quando diciamo che l'utente non è il cliente ma il prodotto, potremmo ancora sottovalutare il livello della questione. Perché un prodotto, una volta venduto, esce dal ciclo. Tu invece no. Tu resti dentro. Continui a generare tracce. Continui a essere osservato. Continui a essere rimodellato. Continui a nutrire il sistema. Forse la parola più giusta non è nemmeno prodotto. È territorio. Territorio mentale da occupare, da mappare, da coltivare, da sfruttare, da rendere sempre più leggibile e prevedibile.

Da questo punto di vista, la lotta per la libertà digitale non può limitarsi a qualche consiglio di benessere personale. Non basta suggerire di stare meno online. Non basta dire ai ragazzi di avere più autocontrollo. Bisogna anche smascherare il rapporto economico che trasforma la loro presenza in rendita. Bisogna spiegare che cosa c'è dietro la gratuità apparente. Bisogna rimettere al centro la domanda più scomoda. Chi paga davvero, quando nessuno sembra pagare? La risposta è semplice e terribile insieme. Paga l'utente con la sua attenzione, con le sue tracce, con il suo tempo, con il suo profilo dinamico, con la sua esposizione continua a un sistema che lo studia per trattenerlo meglio.

Il primo gesto di emancipazione è allora questo. Smettere di credere che il sistema esista principalmente per servirti. Cominciare a vedere che, in larga misura, esiste per servirsi di te. Non in modo totale, non in modo assoluto, non in ogni singolo istante, ma in una misura sufficiente a cambiare radicalmente la natura del rapporto. È questa consapevolezza che trasforma l'utente ingenuo in soggetto critico. Ed è da qui che può iniziare un'altra politica del digitale, fondata non sulla passività del consumatore, ma sulla dignità cognitiva della persona.

Il contrario della servitù digitale non è fuggire da ogni tecnologia. È smettere di abitare piattaforme che ci trattano come territorio passivo e tornare soggetti della nostra presenza.

Capitolo 5

La chimica dell'attesa

La dopamina non è felicità liquida. È una grammatica dell'attesa. Dice al cervello che forse qualcosa merita di essere cercato ancora.

La dopamina non è il nome chimico del piacere. Non è una specie di interruttore magico della felicità. E soprattutto non è una sostanza maledetta che il mondo digitale avrebbe inventato dal nulla per schiavizzare gli esseri umani. La dopamina è una parte normale, necessaria e preziosa del funzionamento del cervello. Senza dopamina saremmo molto meno capaci di muoverci verso un obiettivo, di apprendere dall'esperienza, di capire che cosa merita attenzione, di associare un comportamento a una conseguenza. Il problema non è la dopamina in sé; il problema nasce quando un ambiente artificiale impara a stimolare in modo sistematico quei circuiti dell'attesa e della ricompensa su cui la dopamina lavora, piegandoli a una logica industriale di trattenimento.

Per capire questo passaggio bisogna liberarsi da una falsa idea molto diffusa. Molti immaginano il cervello come una macchina che cerca direttamente il piacere e fugge il dolore. È una visione troppo povera. Il cervello, prima ancora di cercare piacere, cerca rilevanza. Cerca segnali che potrebbero essere importanti. Cerca ciò che potrebbe valere la pena inseguire. Cerca ciò che merita di essere tenuto d'occhio. In questo senso la dopamina lavora molto più sull'anticipazione, sull'apprendimento, sulla motivazione, sulla prontezza a orientarsi verso qualcosa, che non sul piacere pieno e compiuto. Detto in modo semplice, la dopamina spesso non dice «questo ti sta rendendo felice». Molto più spesso dice «qui potrebbe esserci qualcosa che conta, torna a vedere».[2]

È proprio questo «potrebbe» a rendere il sistema così potente. La vita digitale contemporanea non vive solo di contenuti. Vive di promessa. Promessa di novità. Promessa di riconoscimento. Promessa di una risposta. Promessa di una sorpresa. Promessa di un contenuto migliore di quello appena visto. Promessa di un piccolo segnale che spezzi la noia, alleggerisca una tristezza, riempia un'attesa, offra una conferma narcisistica, una distrazione, un sollievo. Il cervello umano è molto sensibile a questa logica, perché l'anticipazione di un possibile vantaggio ha sempre avuto un valore adattivo. In natura, cogliere il segnale giusto poteva significare trovare cibo, evitare un pericolo, intercettare un'opportunità, leggere un volto amico, riconoscere un'apertura nel mondo. Oggi quel medesimo sistema viene continuamente sollecitato da oggetti progettati per sembrare pieni di possibilità immediate.

Qui si apre una distinzione decisiva, che per questa indagine è centrale. Una cosa è il piacere. Un'altra è il desiderio di tornare a cercare. Nella lingua quotidiana le due esperienze vengono spesso confuse. Sembrano la stessa cosa. In realtà possono divergere profondamente. Ci sono situazioni in cui una persona non prova più un grande piacere, ma continua a essere attratta dal comportamento che in passato glielo aveva dato. È un passaggio fondamentale per capire l'assuefazione. Il social, il feed, il video breve, il controllo compulsivo delle notifiche, possono smettere di essere realmente appaganti e continuare lo stesso a richiamare il soggetto. Perché? Perché ciò che resta acceso non è sempre il godimento pieno. Resta accesa l'attesa. Resta acceso il «magari stavolta». Resta acceso il riflesso che porta a controllare ancora.

Molti giovani lo sanno per esperienza diretta, anche se non lo formulano con questo linguaggio. Aprono il telefono senza desiderarlo fino in fondo. Scorrono senza divertirsi davvero. Chiudono l'app e la riaprono pochi minuti dopo. Sentono a volte perfino irritazione, stanchezza, vuoto, eppure tornano. Se tutto dipendesse da un piacere limpido e forte, questo comportamento sarebbe molto meno comprensibile. Invece il comportamento diventa chiaro proprio quando si capisce che il sistema non alimenta soltanto il godimento. Alimenta il ciclo dell'anticipazione. E l'anticipazione, quando viene ben addestrata, può diventare più tirannica del piacere stesso.

Qui entra in scena il principio della ricompensa variabile. È uno dei meccanismi più importanti della psicologia dell'apprendimento e uno dei più efficaci nel tenere vivo un comportamento. Se una ricompensa arriva sempre nello stesso modo, con lo stesso tempo e con la stessa intensità, il cervello si abitua in fretta. L'interesse tende a stabilizzarsi o a calare. Se invece la ricompensa arriva in modo irregolare, imprevedibile, intermittente, l'attenzione resta più accesa. Il soggetto continua a controllare perché non sa quando arriverà il prossimo segnale utile. Questo è il motivo per cui le slot machine sono tanto potenti e per cui le piattaforme digitali hanno imparato così bene a funzionare come ambienti di rinforzo intermittente.

Quando pubblichi qualcosa e non sai bene quale risposta riceverai, il sistema si accende. Quando apri un'app e non sai se troverai un messaggio desiderato, il sistema si accende. Quando scorri un feed e non sai quale contenuto arriverà dopo, il sistema si accende. Quando il telefono vibra e non sai da chi proviene quella notifica, il sistema si accende. L'imprevedibilità è fondamentale. Se tutto fosse già noto, la compulsione sarebbe molto più debole. Il capitalismo digitale non vive soltanto di intrattenimento. Vive di incertezza somministrata bene.

È importante capire che questa incertezza non deve essere estrema. Non deve essere drammatica. Basta una piccola variabilità. Basta il sospetto che qualcosa di interessante possa accadere entro pochi secondi. Basta la probabilità di una mini ricompensa. Un nuovo messaggio. Un commento inatteso. Un video che ti colpisce più degli altri. Una battuta brillante. Un'immagine che ti seduce. Un contenuto che ti indigna. Una conferma che ti consola. Questa promessa continua tiene il cervello in una postura di apertura. E un cervello lasciato troppo a lungo in quella postura può diventare meno capace di abitare stati mentali più lenti, più stabili, più profondi.

Qui emerge un'altra questione decisiva. La vita digitale non si limita a distribuire ricompense. Distribuisce soprattutto micro ricompense. È una differenza enorme. Le grandi esperienze della vita non arrivano sempre sotto forma di scariche brevi. Imparare davvero qualcosa, amare qualcuno, costruire una competenza, diventare più forti, leggere un libro che ti cambia, attraversare una crisi e uscirne diversi, tutto questo produce gratificazioni di altro tipo. Sono più lente, più stratificate, meno immediate, più legate al senso che non allo stimolo. Il cervello allenato alle micro ricompense può cominciare a trovare faticose proprio le esperienze che formano davvero una persona. Non perché quelle esperienze abbiano perso valore, ma perché la soglia della pazienza è stata erosa.

Qui si colloca il concetto di assuefazione. L'assuefazione non significa necessariamente che il cervello sia danneggiato in modo spettacolare o irreversibile. Significa che si è abituato a un certo regime di stimolazione e che, di conseguenza, tende a richiedere intensità, frequenza o novità maggiori per ottenere una risposta paragonabile. È lo stesso principio per cui un rumore continuo finisce per non essere più percepito come all'inizio. Il sistema si adatta. Ma nel caso dell'economia dell'attenzione questo adattamento ha un prezzo alto. Se il cervello si abitua a livelli elevati di novità rapida, il resto del mondo può cominciare a sembrare meno capace di accenderlo. La realtà non perde ricchezza. È la soglia percettiva che cambia.

Per un adolescente o un giovane adulto questo può tradursi in una sensazione concreta e dolorosa. Un libro sembra troppo lento. Una lezione sembra interminabile. Una conversazione senza telefono in mano sembra perdere ritmo. Un pomeriggio senza stimoli rapidi sembra vuoto. Una pausa diventa quasi intollerabile. Una passeggiata appare «morta». Uno studio lungo sembra impossibile. Il punto non è che il giovane sia naturalmente incapace di queste esperienze. Il punto è che il suo sistema attentivo e motivazionale sta imparando, giorno dopo giorno, a cercare altrove. Sta imparando che ogni pausa può essere subito riempita. Che ogni attesa può essere subito narcotizzata. Che ogni segnale debole può essere sostituito da uno più intenso.

Da qui nasce uno dei paradossi più crudeli dello schiavismo digitale. Le piattaforme promettono stimolazione continua, ma alla lunga possono contribuire a prosciugare la capacità di essere mossi da stimoli non aggressivi. Più l'ambiente allena alla ricompensa rapida, più diventa difficile percepire come vive le forme di esperienza che hanno bisogno di tempo. Lo studio, l'arte, la contemplazione, la lettura, la scrittura, perfino l'amicizia faccia a faccia, cominciano a perdere terreno non perché siano meno umani, ma perché il cervello sta venendo addestrato a riconoscere come interessante soprattutto ciò che arriva in fretta, cambia spesso, sorprende subito, chiama il pollice.

Va anche chiarito un altro punto. La dopamina non risponde soltanto a ciò che è piacevole in senso stretto. Può essere coinvolta anche in stati di attivazione legati alla novità, all'incertezza, alla tensione, alla curiosità, perfino alla rabbia. E questo è fondamentale per capire perché le piattaforme non abbiano bisogno di renderci sempre felici per tenerci agganciati. A volte basta renderci allarmati. A volte basta tenerci irritati. A volte basta trascinarci in una spirale di indignazione. Se un contenuto ti trattiene, il sistema lo considera utile. Non importa che ti renda sereno. Importa che ti tenga lì. Per questo il feed contemporaneo mescola così bene ricompensa e perturbazione. Ti attrae e ti agita. Ti consola e ti ferisce. Ti offre sollievo e insieme ti lascia più inquieto. È proprio questa alternanza a renderlo tanto efficace.

La persona allora finisce in una situazione singolare. Cerca il dispositivo per trovare sollievo da una fatica mentale, ma il dispositivo stesso contribuisce a renderla meno resistente alla fatica mentale. Cerca una pausa, ma riceve un ambiente che riduce la sua capacità di riposare davvero. Cerca distrazione, ma ottiene un'attenzione sempre più frammentata. Cerca connessione, ma si ritrova spesso più esposta al confronto, alla reattività, alla dipendenza dal segnale esterno. Questo è il punto in cui la ricompensa smette di essere soltanto un premio e diventa una forma di addestramento.

Per comprendere pienamente il problema bisogna guardare anche alla dimensione dello sviluppo. Nei giovani il cervello non è ancora stabilizzato come in un adulto maturo. I sistemi di controllo, valutazione e inibizione degli impulsi stanno ancora consolidandosi. Nello stesso tempo il bisogno di appartenenza, il valore del riconoscimento sociale, la sensibilità al giudizio dei pari, la ricerca di identità, sono particolarmente intensi. Un ambiente che offre segnali continui di approvazione, confronto, esclusione, novità e possibilità di auto esposizione ha quindi un potere formativo enorme. Non perché il giovane sia «debole» in senso morale, ma perché si trova in una fase della vita in cui la plasticità è altissima. E una plasticità alta, in un ambiente ben progettato, significa una penetrabilità maggiore.

Qui bisogna stare attenti a non cadere in due errori opposti. Il primo errore è il catastrofismo facile, quello che trasforma ogni uso del telefono in una tragedia neurologica totale. Il secondo è il minimismo superficiale, quello che riduce tutto a semplice abitudine, a capriccio o a mancanza di disciplina. Nessuno dei due approcci è serio. La verità più utile è che il cervello umano possiede sistemi di apprendimento e ricompensa altamente sofisticati e che l'economia digitale contemporanea ha imparato a dialogare con quei sistemi in modo sempre più efficace. Non c'è bisogno di demonizzare tutto. Ma non c'è più spazio per l'ingenuità.

Un altro elemento da comprendere è la differenza tra ricompensa profonda e ricompensa superficiale. La ricompensa profonda non è sempre immediata, ma lascia sedimentazione. Costruisce una persona più solida. Aumenta competenza, senso, stabilità, capacità di restare in sé. La ricompensa superficiale invece è spesso veloce, replicabile, intermittente, facilmente rinnovabile, ma lascia poco nutrimento duraturo. Non struttura. Riaccende. Le piattaforme digitali ad alto ingaggio non hanno un interesse economico primario a educarti alla ricompensa profonda. Anzi, una persona radicata in forme di soddisfazione più lente e più ricche è spesso meno disponibile a essere catturata da micro ricompense continue. È per questo che la questione della dopamina, in questo contesto, non è mai solo una questione biomedica. È una questione culturale, pedagogica e politica.

Se una società consegna intere generazioni a un regime di stimolazione che premia il rapido, il frammentario, il variabile, il breve e il sottoposto a continua novità, non sta soltanto cambiando il tempo libero. Sta modificando le condizioni di possibilità della concentrazione, della pazienza, della memoria, dell'apprendimento, della profondità morale. Sta cambiando il tipo di cittadino che diventa più probabile. Un cittadino che cerca continuamente il segnale forte è più esposto alla propaganda emotiva. Un cittadino incapace di attendere è più vulnerabile alla manipolazione. Un cittadino che confonde intensità e verità è più facilmente trascinabile da narrazioni tossiche.

A questo punto si capisce anche perché l'assuefazione vada letta in chiave più ampia della semplice «dipendenza». L'assuefazione è il modo in cui il cervello si adatta a un ambiente. Se l'ambiente è saturo di ricompense intermittenti, il cervello si adatta. Se l'ambiente riduce continuamente l'attrito, il cervello si adatta. Se l'ambiente trasforma ogni attesa in opportunità di micro stimolo, il cervello si adatta. Il problema non è che il cervello sia mal progettato. Il problema è che la sua straordinaria capacità di apprendere viene messa al servizio di sistemi che guadagnano proprio dal fatto che quell'apprendimento si orienti verso il ritorno continuo.

Tutto questo, però, non autorizza il fatalismo. Ed è qui che bisogna insistere con forza. Il cervello è plastico non solo quando viene catturato. È plastico anche quando viene riaddestrato. L'assuefazione non è un destino metafisico. È una configurazione. Una configurazione reale, forte, spesso invasiva, ma modificabile. Una persona può lentamente ricostruire tolleranza al silenzio, alla lentezza, alla lettura, allo studio, alla noia fertile, alla conversazione senza distrazioni. Può riabituarsi a ricompense meno violente e più stabili. Può smettere di cercare nell'immediato ciò che solo il tempo può dare. Questo non avviene con un gesto simbolico. Avviene con pratiche ripetute, ambienti diversi, limiti intelligenti, educazione dell'attenzione, riappropriazione del corpo e del ritmo.

Il primo passo resta sempre lo stesso. Vedere il circuito. Capire che non sei semplicemente «attaccato al telefono» perché ti manca forza morale. Capire che il tuo cervello viene continuamente invitato a cercare ancora. Capire che il sollievo rapido può avere come prezzo una minore capacità di sopportare il lento. Capire che la promessa della ricompensa può diventare più tirannica della ricompensa stessa. Quando questo diventa chiaro, l'incantesimo non sparisce di colpo, ma smette di essere innocente. E quando smette di essere innocente, diventa già un po' meno potente.

Quando una piattaforma impara a parlare la lingua dell'attesa, non ha bisogno di darci davvero ciò che desideriamo. Le basta convincerci che potrebbe arrivare al prossimo gesto.

La dopamina non agisce nel vuoto.
Il suo terreno di elezione è l'attenzione:
è lì che l'attesa diventa abitudine,
ed è lì che l'abitudine può trasformarsi in cattura.

Capitolo 6

La mente interrotta

Una mente interrotta non perde soltanto tempo. Perde forma.

Quando parliamo di attenzione frantumata non intendiamo soltanto dire che oggi siamo più distratti. La distrazione è sempre esistita. L'essere umano si annoiava anche prima degli smartphone, perdeva il filo anche prima dei social, fantasticava anche prima del feed infinito. La questione attuale è più precisa e più grave. Non si tratta semplicemente del fatto che ogni tanto l'attenzione cada. Si tratta del fatto che il nostro ambiente quotidiano è stato progettato in modo da spezzarla in frammenti sempre più piccoli, da interromperla prima che si consolidi, da riabituare il cervello a cicli brevissimi di orientamento, reazione e spostamento. Non stiamo solo vivendo più distratti. Stiamo vivendo dentro un regime che rende la distrazione più probabile, più frequente, più continua, più economicamente vantaggiosa per chi controlla le piattaforme.

Per capire davvero questo processo bisogna partire da una verità elementare. L'attenzione non è una luce unica e sempre uguale. Non esiste una sola attenzione. Esistono forme diverse di attenzione. C'è l'attenzione orientata, quella che si sposta verso uno stimolo improvviso. C'è l'attenzione selettiva, quella che filtra e sceglie. C'è l'attenzione sostenuta, quella che resta su un compito abbastanza a lungo da capirlo davvero. C'è l'attenzione esecutiva, quella che inibisce le interferenze e mantiene una direzione. C'è perfino una forma di attenzione più quieta e diffusa, quella che accompagna la contemplazione, la lettura lenta, l'ascolto profondo. L'ambiente digitale contemporaneo non distrugge in modo uniforme tutte queste forme. Le sbilancia. Rafforza quelle più reattive, più rapide, più orientate al segnale nuovo. Indebolisce quelle che hanno bisogno di durata, di continuità, di soglia alta di tolleranza all'attrito.

Qui si vede una delle grandi astuzie del sistema. Un giovane che salta da un contenuto all'altro può dare l'impressione di essere molto attivo mentalmente. In fondo sta guardando tante cose, sta rispondendo, reagendo, scorrendo, interpretando, decidendo in pochi secondi se restare o passare oltre. È un'attività reale, certo. Ma non va confusa con la profondità. Un cervello continuamente chiamato a micro decisioni non è per questo un cervello più libero o più ricco. Può essere, al contrario, un cervello sovraccarico di stimoli e carente di continuità. Può essere un cervello costretto a restare sempre acceso ma quasi mai abbastanza fermo da elaborare con vera intensità.

In questo senso l'attenzione frantumata non è semplicemente un difetto individuale. È un ambiente mentale. È la condizione in cui il pensiero viene interrotto prima di diventare davvero pensiero. Una pagina non viene letta fino in fondo. Una lezione viene ascoltata a tratti. Una conversazione perde continuità. Un film viene spezzato dal controllo del telefono. Uno studio serio viene invaso da dieci richiami laterali. La mente resta apparentemente occupata, ma sempre meno capace di immersione. È questa la parola chiave. Immersione. Il mondo digitale dominante ci rende bravissimi a stare dappertutto per pochi istanti e sempre meno allenati a stare da qualche parte abbastanza a lungo.

Molti giovani sentono su di sé questa trasformazione. Dicono che non riescono più a leggere come una volta. Che dopo qualche pagina sentono il bisogno di controllare qualcosa. Che mentre studiano avvertono un richiamo continuo verso il telefono, anche quando è spento o lontano. Che si accorgono di non riuscire a seguire bene un discorso lungo. Che perfino quando decidono di concentrarsi sentono la mente già abituata a cambiare finestra, cambiare stimolo, cambiare scena. Questa esperienza non va banalizzata. Non è un capriccio. È l'effetto soggettivo di un addestramento.

Ogni volta che un'attenzione viene spezzata e costretta a ricominciare, il cervello paga un costo. Non sempre enorme, non sempre drammatico, ma reale. Esiste un costo del passaggio continuo. Ritrovare il filo richiede energia. Rientrare in un compito richiede tempo. Riattivare una concentrazione profonda dopo una distrazione frequente non è immediato. La piattaforma, però, non sopporta questo costo. Lo sopporta l'utente. La piattaforma guadagna dalla tua interruzione. Tu perdi continuità. È qui che il discorso sull'attenzione diventa anche politico. Chi trae vantaggio dalla tua frammentazione? Chi guadagna se la tua mente non riesce più a restare intera abbastanza a lungo da leggere, comprendere, confrontare, ricordare?

L'attenzione sostenuta è una delle capacità più preziose che una civiltà possa coltivare. Senza attenzione sostenuta non c'è studio serio, non c'è formazione profonda, non c'è ricerca scientifica, non c'è arte complessa, non c'è giudizio politico maturo. Un popolo che perde la capacità di restare a lungo su una questione perde anche la capacità di elaborare complessità. Inizia a vivere di slogan, di frammenti, di reazioni. Capisce meno, ma reagisce di più. Si informa di continuo, ma approfondisce poco. È costantemente raggiunto da contenuti, ma sempre meno capace di trasformarli in conoscenza.

Qui bisogna distinguere tra informazione e assimilazione. L'ambiente digitale ci espone a una quantità impressionante di contenuti. In teoria questo dovrebbe renderci più ricchi, più colti, più consapevoli. In pratica accade spesso il contrario. La quantità e la velocità possono impedire l'assimilazione. Ricevere molto non significa integrare molto. Si può passare ore a scorrere notizie, video, opinioni, immagini, commenti, senza che quasi nulla sedimenti davvero. La mente resta piena di tracce recenti ma povera di consolidamento. È come versare acqua in un terreno continuamente smosso. Bagni la superficie, ma non nutri le radici.

Uno degli effetti più subdoli dell'attenzione frantumata è proprio questo impoverimento del consolidamento. Ciò che non resta abbastanza a lungo nella coscienza difficilmente diventa memoria stabile, giudizio maturo, elaborazione profonda. Si legge, ma non si trattiene. Si ascolta, ma non si interiorizza. Si guarda, ma non si comprende davvero. Questo non significa che il cervello sia diventato incapace di apprendere. Significa che l'ambiente gli rende più difficile passare dalla registrazione rapida all'integrazione duratura. Ed è un passaggio fondamentale.

Qui si apre una connessione decisiva con la vita scolastica e universitaria. Molti studenti pensano di avere un problema di volontà. Dicono che non riescono a studiare, che la loro testa scappa, che il libro li respinge, che il cervello si rifiuta di restare sul testo. In alcuni casi c'è davvero fatica personale, certo. Ma molto spesso c'è anche un cervello abituato da anni a un diverso ritmo di stimolazione. Il manuale, l'articolo lungo, il saggio, la pagina densa, non offrono ricompensa immediata, non cambiano scena ogni tre secondi, non somministrano novità in forma continua. Chiedono pazienza cognitiva. E la pazienza cognitiva, in un ecosistema di interruzioni, si assottiglia.

Quando un giovane passa molto tempo in ambienti a stimolazione rapida, non perde solo minuti. Cambia anche il modo in cui percepisce il tempo mentale. Il minuto senza novità appare più lungo. Il compito che richiede concentrazione appare più pesante. La lentezza non sembra più profondità. Sembra quasi vuoto. Ed è qui che la questione diventa antropologica. Una civiltà che non sa più sostare rischia di non sapere più capire. Una mente che non sa più tollerare il tempo necessario per entrare in un argomento rischia di vivere sempre sulla soglia delle cose, mai dentro.

In questa trasformazione gioca un ruolo enorme l'interruzione auto indotta. Un tempo per essere distratti serviva quasi sempre qualcosa di esterno. Qualcuno entrava nella stanza. Squillava il telefono di casa. Passava un rumore. Oggi una parte decisiva delle interruzioni nasce da noi stessi, o meglio, da un noi stessi già rieducato dall'ambiente. Controlliamo il telefono prima ancora che arrivi una notifica. Apriamo un'app senza sapere bene perché. Passiamo da una finestra all'altra per riflesso. In altre parole, interiorizziamo il meccanismo dell'interruzione. Non serve più che il sistema ci chiami ogni volta. A un certo punto impariamo a chiamarlo da soli.

Questa interiorizzazione è uno dei segni più maturi della cattura. Quando la distrazione diventa automatismo, il sistema ha già vinto una parte della battaglia. Non deve più sollecitare con la stessa intensità. Gli basta esistere come possibilità permanente. Il giovane lo sa bene. Anche quando il telefono non vibra, il telefono è lì come promessa. Anche quando il feed non è aperto, il feed è già nella mente come opzione. Anche quando si prova a studiare seriamente, una parte della coscienza resta pronta a deviare. Non siamo più semplicemente interrotti dall'esterno. Siamo diventati più interrompibili dall'interno.

A questo punto diventa chiaro anche un altro fenomeno. L'attenzione frantumata produce una stanchezza peculiare. Non è la stessa stanchezza che si prova dopo un vero studio intenso, dopo una lunga lettura, dopo un lavoro profondo. Quella è una stanchezza spesso pulita, a volte perfino buona, perché viene dopo un'immersione reale. La stanchezza da frammentazione è diversa. È più nervosa, più vuota, più irritabile. Si può passare ore davanti a uno schermo sentendosi mentalmente esausti e tuttavia con la sensazione di non aver costruito nulla. Questa è una delle tragedie più frequenti dell'iperconnessione. Consuma energia cognitiva senza offrire in cambio una proporzionale crescita interiore.

Bisogna allora capire che l'attenzione non è solo una funzione mentale. È anche una forma di dignità. Decidere a che cosa dedicare il proprio tempo cosciente significa decidere che tipo di persona si vuole diventare. Un giovane che non riesce più a governare la propria soglia attentiva non perde solo efficienza. Rischia di perdere sovranità su di sé. Perché l'attenzione non è una faccenda marginale. È il punto in cui si forma la continuità del sé. Ciò a cui torni, ciò che trattieni, ciò che approfondisci, ciò che lasci maturare, costruisce lentamente la tua mente. Se tutto viene spezzato prima di sedimentare, anche il sé si fa più discontinuo.

Questo ha conseguenze profonde sulla vita relazionale. Una conversazione richiede attenzione. Ascoltare davvero una persona richiede la capacità di restare su di lei abbastanza a lungo da coglierne il tono, il ritmo, le sfumature, le esitazioni, il dolore, l'ironia, l'ambiguità. In un regime di attenzione frantumata anche l'ascolto si impoverisce. Si ascolta a metà. Si ascolta con un occhio altrove. Si ascolta pronti a scivolare fuori. Così l'altro smette di essere presenza piena e diventa uno stimolo tra gli altri. È un effetto devastante, soprattutto sui giovani, perché li priva lentamente di quella profondità di ascolto attraverso cui si forma l'empatia.

La stessa cosa vale per la lettura. Leggere davvero non significa semplicemente decifrare parole. Significa restare abbastanza a lungo dentro un ritmo che non controlli totalmente, lasciare che la frase ti conduca, accettare una certa lentezza, seguire un ragionamento, tenere insieme ciò che hai letto tre pagine prima con ciò che stai leggendo adesso. La lettura profonda allena esattamente quel tipo di continuità che l'ecosistema digitale tende a erodere. Per questo tanti giovani non sono solo meno abituati a leggere. Sono meno allenati a quella forma particolare di permanenza mentale che la lettura lunga richiede.

Qui si può comprendere anche il legame con la percezione di sé. Una mente continuamente spezzata fa più fatica a raccogliersi. Più fatica a stare nel silenzio. Più fatica a elaborare in modo profondo un'emozione, un conflitto, una ferita, una domanda. Se ogni momento di turbamento viene subito riempito da stimoli esterni, il soggetto impara sempre meno a regolare internamente il proprio stato. Cerca fuori ciò che dovrebbe maturare dentro. Questo non significa che il digitale sia sempre un male o che non possa anche aiutare, in certi momenti, a interrompere un'angoscia. Ma quando la regolazione emotiva dipende troppo spesso dall'esterno, la persona diventa meno solida.

Per i giovani questo è particolarmente delicato. L'adolescenza e la prima giovinezza sono età in cui la personalità si organizza, le domande diventano più acute, l'identità si cerca, il rapporto con il giudizio esterno è fortissimo. In queste fasi la capacità di pensare con un certo respiro, di stare soli senza precipitare subito nell'aggancio digitale, di tollerare l'incertezza, di sostenere un ragionamento lungo, è preziosissima. Se l'ambiente invece abitua alla frammentazione continua, il percorso di costruzione di sé diventa più difficile. Non impossibile. Ma più difficile sì.

Molti adulti commettono un errore grave quando liquidano tutto questo come pigrizia. La pigrizia esiste, certo. Ma qui il problema è molto più grande. Un'intera generazione è cresciuta dentro sistemi che competono per frantumare la continuità dell'attenzione. È come giudicare male un muscolo senza guardare l'allenamento a cui è stato sottoposto per anni. Se un giovane fa fatica a restare su un testo, la domanda giusta non è solo perché non si impegna abbastanza. È anche: in quale ambiente è stato allenato? Quale ritmo di stimolazione ha interiorizzato? Quali forme di interruzione sono diventate per lui normali?

Bisogna anche aggiungere che l'attenzione frantumata non è sempre percepita come sofferenza immediata. A volte viene vissuta come normalità. Questo la rende ancora più insidiosa. Il giovane può non rendersi conto di ciò che perde, perché non ha più memoria corporea di una concentrazione diversa. Può pensare che sia normale leggere a pezzi, studiare controllando il telefono ogni cinque minuti, guardare un film commentandolo e interrompendolo, parlare con qualcuno tenendo aperte dieci altre finestre mentali. Quando una perdita si normalizza, smette di scandalizzare. E proprio allora diventa più pericolosa.

Ma qui bisogna introdurre una speranza vera. L'attenzione, come il cervello in generale, è plastica. Può essere dispersa, ma può anche essere rieducata. Una soglia attentiva abbassata non è una condanna definitiva. È una capacità indebolita che può essere rinforzata. Non in modo retorico, non con slogan motivazionali, non con la colpa, ma con pratica, ambiente, ripetizione, protezione dalle interruzioni, allenamento graduale. Un ragazzo può reimparare a leggere più a lungo.

Può reimparare a studiare senza controllare in continuazione il telefono. Può reimparare a tollerare la noia iniziale che precede l'immersione. Può reimparare che la mente, dopo un certo tempo di resistenza, entra in un'altra qualità di lavoro.

Questo passaggio è fondamentale, perché libera dal fatalismo. Non siamo davanti a una generazione perduta in senso assoluto. Siamo davanti a una generazione esposta a un addestramento molto aggressivo della dispersione. La differenza è enorme. Se il problema fosse una degenerazione irrimediabile, resterebbe solo il lamento. Ma se il problema è un addestramento, allora diventa possibile pensare anche a un contro addestramento. Una pedagogia della continuità. Un'ecologia dell'attenzione. Un recupero della soglia lunga.

Il primo gesto, però, resta sempre lo stesso. Vedere. Vedere che l'attenzione non è caduta da sola. Vedere che la frammentazione è diventata ambiente. Vedere che una parte del mercato vive della tua discontinuità. Vedere che ogni volta che la mente si spezza prima di consolidarsi, qualcuno guadagna tempo di permanenza, dati, reattività, disponibilità. Vedere che ciò che appare spontaneità è spesso il risultato di un lungo addestramento alla dispersione.

Solo da questa visione può nascere una vera resistenza. Non una resistenza nostalgica, che sogna semplicemente di tornare indietro. Ma una resistenza lucida, capace di ricostruire dentro il presente le condizioni della concentrazione. Perché ciò che è in gioco, qui, non è soltanto l'efficienza scolastica o il rendimento. È la possibilità stessa di restare interi abbastanza a lungo da capire qualcosa del mondo e di noi stessi.

Difendere l'attenzione sostenuta significa difendere la possibilità stessa di una vita mentale adulta.

Capitolo 7

Il cervello in fuga

A volte il cervello lavora proprio quando sembra non fare nulla.

La vita digitale contemporanea ha dichiarato guerra a questi spazi. Non apertamente, non con un manifesto ideologico, ma nei fatti. Ogni attesa dev'essere riempita. Ogni pausa dev'essere occupata. Ogni tragitto dev'essere accompagnato da contenuti. Ogni momento di noia dev'essere interrotto da una notifica, un video, un messaggio, un controllo rapido, una sequenza di immagini. Il risultato è che una generazione intera sta crescendo con l'idea implicita che il vuoto sia un errore, che il silenzio sia una perdita, che la noia sia una patologia da cancellare subito. Eppure è proprio in quei territori, così svalutati dalla cultura degli schermi, che si formano memoria, continuità interiore, capacità di elaborazione e immaginazione personale.

Per capire questo passaggio bisogna partire dalla memoria. Molti giovani hanno l'impressione di ricordare meno di un tempo. Dicono di studiare e dimenticare in fretta, di leggere e trattenere poco, di vedere molte cose ma sentirle scivolare via, di vivere giornate piene di stimoli senza riuscire a trasformarle in esperienza consolidata. Questa sensazione non va ridotta a un semplice difetto di volontà o di talento. Una parte del problema dipende dal modo in cui gli ambienti digitali organizzano il ritmo cognitivo. La memoria non nasce solo dall'esposizione a un contenuto. Nasce anche dal modo in cui quel contenuto viene lavorato, ripreso, collegato, sedimentato.

Il cervello non registra tutto nello stesso modo. Non basta che un'informazione entri per qualche secondo nel campo della coscienza perché diventi una memoria stabile. Per consolidarsi, un'esperienza ha bisogno di una certa qualità di attenzione, di un minimo di continuità e di un tempo successivo in cui poter essere rielaborata. Quando l'esperienza viene continuamente interrotta, sommersa da altre, rimpiazzata troppo in fretta da nuovi stimoli, il passaggio dalla registrazione rapida alla memoria durevole diventa più fragile. Riceviamo molto, ma trasformiamo meno. Siamo raggiunti da un'enorme quantità di tracce, ma molte di queste restano sulla superficie e vengono presto sostituite.

Qui si comprende uno dei grandi paradossi dell'epoca digitale. Mai come oggi gli esseri umani hanno avuto accesso a così tante informazioni. Mai come oggi hanno potuto archiviare dati, immagini, contatti, frammenti di vita, ricordi esterni, fotografie, conversazioni. Eppure proprio questa abbondanza esterna può indebolire l'impulso a interiorizzare. Se so che posso ritrovare tutto subito, il cervello può investire meno nel trattenere profondamente. Non sempre, non in modo automatico, ma abbastanza spesso da produrre una mutazione del rapporto con il ricordare. La memoria vissuta cede spazio alla memoria delegata. Non devo sapere. Mi basta poter ritrovare. Non devo trattenere. Mi basta poter recuperare. È una comodità reale, ma a lungo andare può avere un costo. Ricordare meno dall'interno significa, in parte, costruire meno densamente la propria continuità mentale.

La memoria, infatti, non è soltanto una funzione pratica. Non serve solo a superare un esame o a ricordare una password. La memoria costruisce il senso di sé. Un essere umano senza memoria sufficiente è un essere umano meno continuo, meno radicato, meno capace di tenere insieme passato, presente e progetto. Ogni volta che qualcosa viene davvero assimilato, entra a far parte della nostra architettura interiore. Ogni volta che qualcosa resta soltanto un frammento rapido, consumato e subito sostituito, la vita mentale si fa più leggera, ma anche più povera. Non è un caso che molti giovani descrivano le proprie giornate digitali come piene e vuote allo stesso tempo. Piene di stimoli, vuote di sedimentazione.

A questo punto bisogna parlare della noia. La noia ha oggi una reputazione pessima. Viene percepita come fallimento, come fastidio, come stato da eliminare immediatamente. Un ragazzo che si annoia tende a prendere il telefono. Un adulto annoiato fa lo stesso. Una fila, un autobus, un pomeriggio lento, un silenzio a tavola, una domenica senza programma, tutto viene subito occupato. La noia sembra qualcosa di sterile. In realtà la noia ha una funzione profonda. È una soglia. È il passaggio attraverso cui la mente, non potendo più essere continuamente nutrita dall'esterno, comincia a produrre movimento interno.

La noia è spesso il primo stadio di una riorganizzazione. All'inizio appare scomoda, perfino irritante. Ci mette di fronte a una mancanza di stimolo e a una temporanea perdita di orientamento. Ma se non viene anestetizzata subito, può aprire uno spazio diverso. Da lì emergono associazioni, ricordi, intuizioni, pensieri laterali, immagini, desideri più veri, perfino domande che la stimolazione continua impediva di sentire. È per questo che i bambini, quando vengono lasciati un po' alla noia, dopo una prima fase di disagio spesso inventano, costruiscono, immaginano, trasformano l'ambiente. La noia non era il problema. Era la porta.

Nella cultura dell'iperconnessione questa porta viene sistematicamente chiusa. Appena la noia si affaccia, entra uno schermo. Appena la pausa si apre, arriva un contenuto. Appena il tempo morto compare, viene colonizzato. Il soggetto impara così sempre meno a tollerare quel primo momento di disagio che precede l'avvio di un lavoro interiore autonomo. Questo ha conseguenze enormi. Non solo perché riduce la creatività spontanea, ma perché impedisce alla mente di sviluppare una confidenza stabile con sé stessa. Una persona che non resta mai abbastanza a lungo senza stimolo esterno può conoscere benissimo il rumore del mondo e molto poco il proprio paesaggio interno.

Qui entra in gioco la Default Mode Network, la cosiddetta rete di default del cervello. Il nome può sembrare tecnico, ma l'idea è intuitiva. Quando il cervello non è impegnato in un compito esterno preciso e intensamente focalizzato, non si spegne affatto. Continua a lavorare. Anzi, in molti casi attiva reti legate alla riflessione su di sé, alla memoria autobiografica, all'immaginazione del futuro, alla rielaborazione delle esperienze, alla simulazione mentale, alla comprensione degli altri. In parole semplici, una parte importante della vita interiore prende forma proprio quando dall'esterno sembra che non stiamo facendo niente di produttivo.[3]

Questo è un punto cruciale. La cultura digitale ha convinto molti giovani che il valore stia quasi sempre nell'attività visibile, nella risposta rapida, nella presenza costante, nell'aggiornamento continuo. Ma una parte essenziale della maturazione mentale non è visibile. Avviene sottotraccia. Avviene mentre una persona guarda fuori dal finestrino. Mentre cammina senza cuffie. Mentre si sdraia e lascia affiorare pensieri. Mentre rimugina, ricollega, immagina, ripercorre una conversazione, rilegge interiormente una ferita, mette in scena possibilità, ricompone la propria storia. Questo lavoro non è un lusso. È una necessità.

La Default Mode Network, in questo senso, è uno dei grandi luoghi invisibili della libertà. Perché è legata a quelle funzioni che fanno di un essere umano qualcosa di più di un semplice reagente a stimoli esterni. Quando questa rete può lavorare in modo sano, la persona non si limita a rispondere al mondo. Lo rielabora. Si costruisce una continuità narrativa. Pensa a chi è stata e a chi potrebbe diventare. Integra esperienze emotive. Elabora conflitti. Produce senso. Una vita senza abbastanza spazio per questo lavoro rischia di diventare una vita costantemente occupata ma interiormente frammentata.

È qui che la colonizzazione digitale diventa particolarmente grave. Non perché ogni uso dello smartphone distrugga la Default Mode Network o cancelli la memoria in modo immediato, ma perché la sottrazione continua di micro pause riduce il terreno disponibile per questi processi. Se ogni attesa viene occupata, se ogni vuoto viene riempito, se ogni momento di sospensione viene subito narcotizzato con uno stimolo, la mente ha meno occasioni per raccogliersi. La perdita è invisibile proprio perché non produce sempre un trauma evidente. Produce invece una lenta erosione. Meno silenzio. Meno incubazione. Meno continuità interna. Meno sedimentazione.

Per un adolescente o un giovane adulto questa perdita può essere ancora più delicata. Le età giovani non sono semplicemente età in cui si assorbono informazioni. Sono età in cui si costruisce una storia di sé. Si cerca una forma. Si interpreta il passato. Si immagina il futuro. Si rilegge il rapporto con il corpo, con gli altri, con il desiderio, con la vergogna, con il riconoscimento, con il fallimento. Tutto questo non si fa soltanto parlando o studiando. Si fa anche, e spesso soprattutto, attraverso tempi morti, solitudini, soste, fantasie, camminate interiori. Se questi spazi vengono occupati senza tregua, l'identità rischia di crescere più rumorosa ma meno profonda.

Molti giovani non sanno più che cosa significhi lasciare sedimentare. Vivono immersi in un presente continuamente aggiornato. Una conversazione lascia subito posto a un video. Un video lascia posto a un messaggio. Un messaggio viene coperto da un meme, da una notizia, da una fotografia, da un'altra finestra, da un'altra reazione. Tutto accade, ma poco resta. Si vive molto in superficie. Ci si sente perfino saturi, ma non nutriti. Questa distinzione è fondamentale. La saturazione non è nutrimento. Una mente può essere piena di input e allo stesso tempo povera di forma.

La questione non riguarda soltanto la memoria dei contenuti scolastici o delle informazioni utili. Riguarda anche la memoria emotiva. Un dolore che non ha il tempo di essere elaborato resta grezzo. Una gioia che non ha il tempo di essere interiorizzata evapora più in fretta. Un conflitto che non viene ripensato si ripete senza essere capito. Una figura amata che non viene richiamata interiormente lascia meno tracce profonde. In altre parole, l'impoverimento del tempo interno può incidere anche sulla qualità del sentire. Non solo sul sapere. E questo spiega perché tanti giovani si percepiscano spesso agitati, pieni di cose viste e vissute, ma stranamente scollegati da sé.

Esiste poi un legame decisivo tra memoria e attenzione. Ricordiamo meglio ciò a cui abbiamo prestato una qualità di attenzione più intera. Se l'attenzione è continuamente spezzata, anche la memoria ne risente. Ma il punto più profondo è che la memoria stessa ha bisogno di pause. Ha bisogno di tempi in cui il cervello non sia già sommerso da altro. Ha bisogno di sonno, certo, ma ha bisogno anche di quello stato di apparente inattività vigile in cui un'esperienza può essere ripresa, collegata, messa in prospettiva. È uno dei motivi per cui le idee migliori arrivano spesso sotto la doccia, durante una passeggiata, in treno, poco prima di dormire, nei momenti in cui la mente smette di essere bombardata e ricomincia a lavorare in proprio.

L'ambiente digitale rompe proprio questo ritmo. Non ci lascia abbastanza facilmente nel dopo. Un evento accade, ma il dopo viene subito invaso. Una lettura finisce, ma il dopo viene occupato. Una conversazione si chiude, ma il dopo viene sequestrato da un richiamo esterno. Così perdiamo non solo la concentrazione sul presente, ma anche la risonanza successiva dell'esperienza. Viviamo cose senza lasciarle risuonare. E una vita senza risonanza è una vita meno profonda.

Questo spiega anche perché tanti giovani facciano fatica a produrre pensiero originale. Non perché manchino di intelligenza. Spesso ne hanno molta. Ma l'originalità non nasce soltanto dall'accumulo di informazioni. Nasce anche dalla capacità di lasciarle fermentare, scontrare, risuonare in uno spazio non immediatamente occupato. Un'idea nuova arriva spesso come riorganizzazione inattesa di materiali già presenti. Se però i materiali non hanno mai tempo di combinarsi nel silenzio, la mente resta più dipendente da ciò che riceve dall'esterno. Ripete, ricicla, reagisce, ma produce meno.

Qui si comprende il valore culturale della noia. La noia non è il contrario dell'intelligenza. È, in molti casi, la soglia oltre cui l'intelligenza smette di dipendere solo dal flusso esterno e comincia a generare connessioni proprie. Naturalmente esiste anche una noia sterile, svuotante, oppressiva. Nessuno deve idealizzarla in modo romantico. Ma il punto non è idolatrare la noia. È restituirle una dignità funzionale. Non ogni momento senza stimolo va subito salvato. Alcuni momenti senza stimolo sono il laboratorio invisibile in cui la mente si ricompone.

Per i ragazzi di oggi questo discorso può sembrare quasi paradossale. Sono cresciuti dentro una cultura che confonde l'essere sempre occupati con l'essere vivi. Eppure una delle forme più alte di vitalità mentale è proprio la capacità di sostare, di lasciare lavorare il sottofondo, di non interrompere subito la mente quando comincia a cercare un proprio ritmo. Chi non sa più fare questo diventa più dipendente dal fuori. Ha bisogno di essere continuamente riacceso. E una mente che ha bisogno di essere sempre riaccesa dall'esterno è una mente più governabile.

La guerra alla noia è quindi anche una guerra alla sovranità cognitiva. Una persona che non sa restare da sola con i propri pensieri per qualche minuto è più vulnerabile. Più esposta all'aggancio. Più bisognosa di richiamo. Più pronta a consegnare le proprie pause a chi è specializzato nel monetizzarle. È questo il punto politico più forte del capitolo. I tempi morti non erano tempi morti. Erano territori ancora non colonizzati. Erano spazi di libertà non immediatamente catturati. Erano margini in cui il soggetto poteva ancora esistere senza venire misurato, segmentato, orientato.

Questo non significa che ogni tecnologia debba essere bandita o che ogni pausa debba diventare ascetica. Il punto non è sostituire un fanatismo con un altro. Il punto è ristabilire una proporzione umana. Restituire alcune pause alla mente. Restituire alcuni silenzi alla memoria. Restituire alcune attese alla riflessione. Restituire ai giovani la possibilità di sperimentare che il vuoto iniziale non è sempre un nemico. A volte è l'inizio di una ricchezza diversa.

C'è anche un aspetto educativo decisivo. Molti adulti, spaventati dalla noia dei figli, intervengono troppo presto. Offrono subito uno schermo, un contenuto, una distrazione, un'occupazione. Lo fanno spesso in buona fede. Ma così impediscono ai ragazzi di attraversare quel primo disagio che precede l'autonomia interiore. Un bambino o un adolescente che non passa mai dalla soglia della noia rischia di crescere molto dipendente dall'esterno. Non perché sia fragile per natura, ma perché non ha potuto allenare abbastanza la capacità di generare da sé un orientamento mentale.

La memoria, la noia e la Default Mode Network si incontrano tutte qui, in un punto molto semplice e molto profondo. Il cervello ha bisogno non solo di contenuti, ma anche di margini. Non solo di input, ma anche di intervalli. Non solo di stimoli, ma anche di tempi in cui gli stimoli vengono lavorati. Una cultura che cancella questi margini produce soggetti sempre raggiungibili, sempre occupati, sempre stimolati, ma più poveri di risonanza, più fragili nella continuità interiore, più vulnerabili alla cattura.

La buona notizia è che questi spazi possono essere ricostruiti. Non del tutto, non senza fatica, non in modo istantaneo. Ma possono essere ricostruiti. Un giovane può reimparare a stare senza riempire subito ogni attesa. Può lasciare il telefono fuori da certi tragitti. Può fare una passeggiata senza cuffie. Può leggere qualche pagina e poi fermarsi senza aprire subito altro. Può accettare quel primo piccolo morso di noia che precede una mente più viva. Può perfino scoprire che alcune delle sue idee migliori non arrivano quando riceve qualcosa ma quando smette per un momento di ricevere.

Una civiltà che cancella ogni pausa cancella anche il laboratorio invisibile in cui molte idee prendono forma.

Capitolo 8

L'infanzia occupata

Il cervello adolescente non è un adulto più piccolo. È un organismo in costruzione, aperto, plastico, sensibile ai premi, agli sguardi e all'appartenenza.

Molti adulti parlano degli adolescenti come se fossero semplicemente più deboli, più capricciosi, più fragili o più superficiali. È un errore profondo. L'adolescenza non è una versione difettosa dell'età adulta. È una stagione specifica dello sviluppo umano, con caratteristiche proprie, con una straordinaria plasticità, con una sensibilità sociale altissima, con una spinta intensa verso l'esplorazione, con un bisogno bruciante di appartenenza, di riconoscimento, di prova di sé. Un sistema economico che impara a leggere queste forze non incontra solo utenti giovani. Incontra menti in formazione.

Per questo il cervello adolescente va pensato come un cantiere aperto. Non nel senso banale di qualcosa di incompleto e quindi inferiore. Nel senso molto più serio di qualcosa che si sta organizzando. Alcune reti maturano prima, altre dopo. Alcuni impulsi hanno una forza enorme, mentre certe funzioni di controllo, di valutazione delle conseguenze, di regolazione, stanno ancora consolidandosi. Questo significa che il giovane sente molto, desidera molto, reagisce intensamente, cerca il gruppo, cerca conferme, cerca intensità, cerca posizione nel mondo. È un'età che ha bisogno di esperienze forti, di relazioni vere, di prove concrete, di rischio trasformato in crescita. Il problema nasce quando tutta questa energia incontra piattaforme progettate per catturarla, modularla e monetizzarla.

Uno dei tratti più importanti del cervello adolescente è la sua sensibilità alla ricompensa sociale. Il giudizio dei pari pesa moltissimo. Essere visti, essere scelti, essere inclusi, essere desiderati, essere considerati rilevanti, tutto questo assume un'intensità altissima. Non si tratta di vanità superficiale. Si tratta di una dinamica evolutiva e relazionale profonda. L'adolescente si sta staccando dall'infanzia e sta cercando collocazione in un mondo di sguardi orizzontali. Il gruppo diventa un laboratorio identitario. La piattaforma digitale si inserisce esattamente lì. Trasforma la ricerca di riconoscimento in una macchina continua di misurazione.

Ogni like, ogni visualizzazione, ogni risposta, ogni silenzio, ogni tempo di attesa, ogni numero di follower, ogni messaggio lasciato senza risposta, tutto diventa segnale. E quando una mente giovane, altamente sensibile al riconoscimento, viene immersa in un sistema che converte i rapporti sociali in indicatori visibili, il risultato è potente. L'adolescente non vive più solo la relazione. Vive anche la sua metrica. Non sente soltanto se è amato o escluso. Vede numeri. Vede differenze. Vede gerarchie. Vede il confronto in forma quasi continua. Questo rende la vita sociale insieme più trasparente e più crudele.

Bisogna comprendere bene questo passaggio. L'adolescente ha sempre vissuto vergogna, desiderio di appartenenza, confronto, paura di essere fuori posto. Queste esperienze non nascono con Instagram o con TikTok. La novità radicale è che oggi vengono accompagnate, accelerate, amplificate e spesso stabilizzate dentro un'infrastruttura che non chiude mai. Un tempo il giudizio del gruppo aveva tempi e luoghi. La scuola, la piazza, il pomeriggio, la festa, la telefonata. Oggi può continuare anche di notte, può seguirti a letto, può comparire appena ti svegli, può inseguirti nello schermo mentre sei solo. Il gruppo non sparisce più davvero. Resta come sfondo potenziale continuo.

Questa continuità cambia tutto. Cambia il rapporto con il sonno, con l'ansia, con il corpo, con la vergogna, con la paura dell'esclusione. Cambia anche il modo in cui il cervello distribuisce le proprie energie. Se una parte della mente resta costantemente allerta rispetto ai segnali sociali, resta meno spazio libero per la calma, per la lentezza, per il recupero, per il pensiero non orientato alla performance. L'adolescente viene così sospinto verso una forma di vigilanza relazionale cronica. Deve controllare se è stato visto, se è stato capito, se è stato giudicato, se è stato ignorato, se è stato superato da qualcun altro. È una pressione enorme, spesso normalizzata, ma enorme.

A questo si aggiunge un altro tratto tipico dell'età giovane. L'adolescente è particolarmente sensibile alla novità. Cerca esperienze che accendano il mondo. Cerca intensità. Cerca cambiamento. Cerca uscita dai ritmi prevedibili dell'infanzia. Anche qui la piattaforma interviene in modo perfetto dal punto di vista economico. Offre un flusso continuo di novità a basso costo, a portata di mano, senza attesa, senza sforzo, senza corpo. Ogni scorrimento promette qualcosa di diverso.

Ogni video porta un cambio di scena. Ogni feed rinnova il paesaggio. L'adolescente, che biologicamente e psicologicamente ha una forte disposizione verso l'esplorazione, incontra un ambiente che simula l'esplorazione e nello stesso tempo la chiude dentro un recinto.

Questo è uno dei grandi inganni del digitale per i giovani. Dà la sensazione di aprire il mondo, ma molto spesso lo riduce a un corridoio di stimoli selezionati. Dà la sensazione di far sperimentare, ma molte volte addestra soprattutto alla variazione rapida, non alla vera esperienza. Dà la sensazione di socialità intensa, ma spesso riduce la profondità dell'incontro reale. Dà la sensazione di autonomia, ma aumenta la dipendenza dal segnale esterno. In questo senso il cervello adolescente non viene solo accompagnato nella sua crescita. Viene occupato. I suoi bisogni profondi vengono intercettati e inseriti in un circuito di redditività.

Qui la parola occupato va usata con consapevolezza. Non indica un controllo totale. Non significa che l'adolescente sia privo di libertà o di risorse. Indica però che una parte delle sue funzioni in formazione viene investita da poteri che hanno interesse a indirizzarle. Viene occupata l'attenzione. Viene occupato il desiderio di appartenenza. Viene occupata la curiosità. Viene occupata la vulnerabilità alla vergogna. Viene occupata la ricerca di sé. E tutto questo accade in una fase in cui il cervello è altamente modellabile.

La plasticità, infatti, è uno dei concetti chiave del capitolo. Un cervello giovane apprende molto. Si adatta molto. Assorbe con grande forza i ritmi dell'ambiente. Questa è una benedizione quando l'ambiente è ricco di presenza, di gioco reale, di lettura, di natura, di dialogo, di sfide corporee, di creatività, di relazioni umane non ridotte a metrica. Diventa un problema quando l'ambiente dominante è saturo di stimoli rapidi, segnali intermittenti, confronto continuo e ricompense sociali variabili. In quel caso la plasticità non sparisce. Viene messa al servizio del sistema. Il cervello impara il ritmo che trova.

Per questo è troppo facile dire che i giovani stanno male perché usano male i social. In molti casi bisogna rovesciare il discorso. I social e le piattaforme ad alto ingaggio hanno imparato a usare bene alcune vulnerabilità strutturali dell'età giovane. Hanno imparato a parlare alla fame di approvazione, alla paura di esclusione, alla sensibilità al gruppo, alla ricerca di intensità, al bisogno di essere guardati, alla difficoltà di tollerare il vuoto. Hanno imparato a tradurre queste energie in ritorno continuo. In questo senso non stiamo osservando solo un cattivo uso spontaneo della tecnologia. Stiamo osservando un adattamento industriale a una fase specifica della vita umana.

Uno degli effetti più visibili di questa occupazione è la trasformazione dell'autostima. L'autostima dell'adolescente è sempre stata instabile, in movimento, legata allo sguardo degli altri, alle ferite, ai confronti, ai successi, ai rifiuti. Oggi però questa instabilità incontra una macchina che la misura continuamente. Il valore percepito di sé non passa solo dall'esperienza concreta, ma viene rimbalzato in forma numerica. Questa foto ha funzionato oppure no. Questo video è andato bene oppure no. Questa storia è stata vista da molti oppure da pochi. Questa persona ha risposto subito oppure no. Il soggetto giovane si trova così a costruire sé stesso su una superficie molto più instabile e molto più esposta.

In questo quadro anche il corpo cambia statuto. Il corpo adolescente è già naturalmente un luogo di conflitto, di scoperta, di esposizione, di desiderio e di vergogna. Le piattaforme lo trasformano in immagine confrontabile in modo continuo. Il corpo non è più soltanto sentito o percepito dall'interno. È guardato da sé attraverso lo sguardo anticipato degli altri. È preparato per essere mostrato, corretto, filtrato, valutato, misurato. Il giovane non abita più soltanto il proprio corpo. Comincia anche a osservarlo come oggetto di possibile reazione pubblica. Questo intensifica l'insicurezza e sposta una grande quantità di energia psichica verso l'auto monitoraggio.

Anche qui non bisogna cadere nella caricatura. Non ogni ragazzo svilupperà gli stessi sintomi. Non ogni adolescente verrà ferito allo stesso modo. Esistono differenze di carattere, di contesto familiare, di ambiente sociale, di scuola, di risorse interiori. Ma proprio perché esistono queste differenze, il problema sistemico non va negato. Un ambiente che amplifica il confronto, accelera il giudizio e prolunga indefinitamente la possibilità di esposizione colpisce in modo particolare chi è già più sensibile, più insicuro, più isolato, più bisognoso di riconoscimento, più vulnerabile. In altre parole, la macchina non tratta tutti allo stesso modo. Tende a pesare di più proprio su chi è meno protetto.

C'è poi il tema del rischio. L'adolescenza cerca rischio. È normale. È parte della crescita. Il problema è che la cultura digitale offre forme di rischio molto particolari. Offre esposizione rapida senza vera esperienza. Offre trasgressione senza profondità. Offre sfide sociali, provocazioni, eccessi di visibilità, scelte impulsive che possono lasciare tracce lunghe pur nascendo in secondi di eccitazione. Il cervello giovane, ancora impegnato a costruire un rapporto stabile con la valutazione delle conseguenze, incontra un ambiente che spinge alla pubblicazione immediata, alla reazione istantanea, all'esibizione di sé. Questo produce un cortocircuito. L'impulso trova subito una via di scarica. La riflessione arriva spesso troppo tardi.

Un altro elemento decisivo è la notte. Il cervello adolescente ha bisogno di sonno, e non solo in senso generico. Ha bisogno di sonno per consolidare memoria, regolare umore, integrare emozioni, sostenere apprendimento, mantenere una soglia più stabile di controllo. Il dispositivo digitale entra proprio lì, nel punto in cui il cervello dovrebbe spegnere una parte delle proprie tensioni. Il giovane porta il gruppo, il feed, la metrica, la curiosità, la paura di perdersi qualcosa fin dentro il letto. Il sonno viene ritardato, frammentato, alleggerito. E un cervello adolescente stanco è un cervello ancora più vulnerabile. Meno capace di inibire, meno capace di concentrazione, meno capace di regolare l'emotività.

Qui la catena si chiude. La vulnerabilità genera aggancio. L'aggancio riduce il sonno. Il sonno ridotto aumenta la vulnerabilità. Il bisogno di riconoscimento si intensifica. Il telefono diventa ancora più difficile da lasciare. Il giorno dopo l'attenzione è più fragile, la noia più intollerabile, il confronto sociale più doloroso, il bisogno di micro ricompense più forte. Tutto si tiene. Per questo il cervello adolescente non può essere letto come una semplice fase difficile. Va letto come un campo di tensione in cui biologia dello sviluppo, bisogni relazionali e architetture industriali si incontrano.

Molti genitori e molti insegnanti osservano gli effetti senza vedere la struttura. Vedono irritabilità, cali di concentrazione, insonnia, confronto ossessivo, dipendenza dal telefono, oscillazioni di umore, ritiro sociale, difficoltà a reggere la frustrazione. A volte reagiscono solo con il rimprovero. In parte è comprensibile. Sono stanchi, allarmati, disorientati. Ma se il problema viene letto solo come cattivo carattere o cattiva educazione, si perde il bersaglio. Bisogna guardare il campo di forze in cui il giovane è immerso. Non per assolverlo da tutto, ma per capire davvero in quale partita si trova.

Il punto più importante di questo capitolo è forse questo. Il giovane non è sbagliato. Il suo cervello non è guasto perché sente intensamente il richiamo del gruppo, la novità, il riconoscimento, l'impulso. Tutto questo appartiene alla sua stagione di vita. Il problema è che l'economia dell'attenzione ha imparato a trasformare proprio quelle energie in canali di cattura. Invece di accompagnare lo sviluppo verso forme più ricche di autonomia, lo aggancia in punti di vulnerabilità reale. E così la fatica dell'adolescenza, che dovrebbe essere attraversata con relazioni, corpo, tempo, parole, esperienze vere, viene spesso risucchiata da un ambiente che la sfrutta.

Da qui nasce anche una responsabilità culturale enorme. Se il cervello adolescente è un territorio così plastico e così esposto, allora la società non può trattarlo come semplice mercato. Non può abbandonarlo a infrastrutture progettate per massimizzare il ritorno, la permanenza, la misurazione, l'aggancio, e poi stupirsi del risultato. Non può lasciare che la costruzione dell'identità venga colonizzata da aziende che monetizzano il confronto e la vigilanza sociale. Non può continuare a fingere che basti dire ai ragazzi di essere più forti. Qui serve una protezione adulta intelligente, non moralistica. Serve una cultura diversa. Servono limiti, educazione, spazi restituiti, ritmi ricostruiti.

Naturalmente non si tratta di idealizzare un'adolescenza senza conflitti. Una parte della fatica resterà sempre. Crescere significa attraversare scosse, vergogne, desideri, prove, errori. Ma un conto è attraversare questa stagione dentro un mondo reale che mette alla prova e insieme restituisce spessore. Un altro conto è attraversarla dentro una macchina che misura, accelera, amplifica, monetizza e non si spegne mai. La differenza è enorme. Nel primo caso la crisi può diventare crescita. Nel secondo rischia più facilmente di diventare dipendenza, ansia, frammentazione, sfiducia in sé.

Il cervello adolescente come territorio occupato è quindi una formula dura, ma necessaria. Serve a ricordare che qui non è in gioco solo un problema di abitudini. È in gioco la forma concreta con cui una generazione impara a sentire sé stessa. Impara quanto vale. Impara quanto tempo può stare da sola. Impara se il silenzio è tollerabile. Impara se il corpo è casa o vetrina. Impara se l'altro è presenza reale o pubblico giudicante. Impara se il desiderio può maturare oppure deve essere subito esibito, subito misurato, subito rimesso nel circuito del segnale.

La buona notizia è che anche qui la plasticità resta una speranza. Ciò che è stato occupato può essere, almeno in parte, liberato. Un giovane può essere aiutato a ricostruire attenzione, sonno, autostima meno dipendente dalla metrica, capacità di stare fuori dal giudizio continuo, rapporto più vero col proprio corpo, gusto per esperienze non ridotte a segnale. Ma questo richiede una decisione adulta e collettiva. Richiede che la società smetta di considerare normale ciò che normale non è. Richiede che la scuola, la famiglia, la politica e la cultura smettano di lasciare il cervello adolescente solo davanti alla macchina.

Quando un ambiente industriale entra in una fase così delicata della vita, la questione smette di essere privata e diventa responsabilità collettiva.

Capitolo 9

Il video infinito

Il video breve non ti chiede di scegliere. Ti arriva addosso.

Molti giovani conoscono bene questa scena. È tardi. Dovrebbero dormire. Il corpo è stanco, ma la mente non si arrende. Aprono il telefono solo per pochi minuti, si dicono. Controllano un messaggio, guardano un paio di video, scorrono ancora un po'. Passa mezz'ora. Poi un'ora. Poi anche di più. Il giorno dopo si alzano peggio, più annebbiati, più irritabili, più fragili alla distrazione, meno capaci di studio e più affamati di stimoli rapidi. La notte successiva si ripete qualcosa di simile. A un certo punto questo schema non appare neppure più come un'eccezione. Diventa abitudine. Ma è un'abitudine che scava.

Per capire perché questo avvenga bisogna tenere insieme tre elementi. Primo, il sonno è biologicamente decisivo per il cervello giovane. Secondo, i video brevi costituiscono una forma di stimolazione particolarmente aggressiva perché combinano novità continua, ricompensa variabile, immagini rapide, montaggio serrato e bassissimo attrito. Terzo, la privazione di sonno riduce proprio quelle funzioni di controllo che servirebbero a fermarsi, a dire basta, a interrompere il circuito. In altre parole, più il soggetto dorme male, meno è equipaggiato per sottrarsi il giorno dopo agli stessi stimoli che hanno contribuito a farlo dormire male. È un meccanismo circolare, e proprio per questo tanto pericoloso.

Partiamo dal sonno. Nella cultura della performance si parla spesso del sonno come se fosse un ostacolo alla produttività. Si glorificano le notti corte, la disponibilità permanente, il restare svegli fino a tardi come segno di intensità o di dedizione. Per un adolescente o un giovane adulto, però, questa retorica può essere devastante. Il cervello in sviluppo ha bisogno di sonno in modo particolarmente serio. Non solo per «sentirsi meno stanchi», ma per processi più profondi. Durante il sonno vengono rielaborate esperienze, consolidate tracce mnestiche, regolate risposte emotive, sostenute funzioni attentive, riequilibrati circuiti della ricompensa e del controllo. Un cervello giovane cronicamente privato di sonno non è soltanto un cervello assonnato. È un cervello meno stabile.

Questo si vede subito durante il giorno. Il sonno insufficiente riduce la pazienza cognitiva, aumenta l'irritabilità, abbassa la tolleranza alla frustrazione, rende più difficile mantenere l'attenzione su compiti lunghi, indebolisce la memoria di lavoro, amplifica la sensibilità a stimoli immediati e rende più faticoso inibire risposte impulsive. In altre parole, il sonno scarso sposta il cervello verso una modalità più reattiva e meno governata. E proprio questa modalità è quella che le piattaforme ad alto ingaggio sfruttano meglio. Un giovane stanco è un giovane più fragile di fronte al feed, più vulnerabile al controllo compulsivo, più affamato di sollievo rapido.

Per capire il potere dei video brevi bisogna osservarli per ciò che sono realmente. Non sono semplicemente «contenuti leggeri» o una forma innocua di intrattenimento. Sono un formato estremamente raffinato dal punto di vista attentivo. Durano poco. Cambiano spesso. Riducendo la durata, riducono anche il costo della delusione. Se un video non interessa, il dito scorre subito. Se interessa, arriva una piccola ricompensa. Se interessa molto, lascia il soggetto in stato di attesa del prossimo. Il formato breve promette sempre che il contenuto successivo potrebbe essere migliore. E questa promessa continua è una delle sue armi più potenti.

Un romanzo può deluderti e chiederti ancora pagine di pazienza. Un film può avere tempi morti e costringerti a entrare nel suo ritmo. Una conversazione vera può avere pause, esitazioni, vuoti. Il video breve invece è progettato per offrire immediatamente il cuore dello stimolo. Nessuna attesa significativa. Nessun ingresso lungo. Nessun bordo forte. Nessun vero attrito. In pochi secondi il soggetto riceve già il punto intenso: battuta, sorpresa, seduzione, shock, indignazione, tutorial, trasformazione, corpo, tragedia, estetica, polemica, tenerezza, rabbia. E subito dopo arriva il prossimo. Il cervello viene così addestrato a un regime di massima densità stimolativa e minima durata.

Il punto non è che ogni video breve sia «cattivo» in sé. Il punto è l'ecosistema in cui viene inserito. Un singolo contenuto rapido non crea da solo un problema sistemico. Ma una sequenza lunga di contenuti rapidissimi, altamente variabili, cuciti addosso a un algoritmo che impara ciò che trattiene il soggetto, produce una situazione molto diversa. Il cervello non ha quasi tempo di posarsi. Passa da uno stimolo all'altro con una frequenza tale da rimanere in costante stato di orientamento. E quando questo accade nelle ore notturne, proprio mentre il cervello dovrebbe scendere verso stati più lenti e meno reattivi, il conflitto diventa frontale.

C'è poi un aspetto sensoriale decisivo. Gli schermi emettono luce, e la luce non è neutra per il cervello. Il sistema sonno-veglia è profondamente legato ai segnali luminosi. L'esposizione serale e notturna agli schermi può interferire con i processi che preparano il corpo e la mente al sonno. Ma non è solo una questione di luce. È una questione di attivazione complessiva. Un contenuto che scandalizza, diverte, eccita, inquieta o sorprende pochi minuti prima di dormire non lascia il cervello indifferente. Anche quando il corpo è stanco, la mente può restare più alta, più pronta, più allerta. E i video brevi sono maestri nel produrre proprio questo stato di allerta intermittente.

Molti giovani credono di usare i video notturni per rilassarsi. In parte può sembrare così, soprattutto nei primi minuti. Perché scorrere toglie il soggetto dai propri pensieri, lo distrae, gli offre una sorta di anestesia rapida. Ma questo rilassamento apparente ha spesso un prezzo. Il soggetto smette di ascoltare il proprio stato interno, ma entra in un flusso di stimoli che mantiene il cervello in oscillazione. Non scende davvero. Non si consegna al sonno con naturalezza. Resta in una terra di mezzo: stanco ma acceso, sfibrato ma ancora agganciato, svuotato ma non quieto. È una delle forme più tipiche dell'iperconnessione notturna.

Qui si comprende il collasso dell'autocontrollo. Molti adulti immaginano l'autocontrollo come una qualità morale semplice. Basterebbe dire di no, basterebbe fermarsi, basterebbe essere forti. Ma l'autocontrollo non è solo una virtù astratta. Dipende anche da condizioni neurocognitive concrete. Un cervello ben riposato è più capace di inibire, di scegliere, di mantenere una direzione, di rinunciare a una gratificazione immediata in nome di un bene successivo. Un cervello stanco, sovrastimolato e già abituato a cercare ricompense rapide è meno capace di fare tutto questo. Così la notte digitale non è soltanto il momento in cui il giovane «sbaglia scelta». È il momento in cui le condizioni biologiche della scelta si deteriorano.

Il giorno dopo l'effetto non scompare. Anzi, si accumula. Il ragazzo entra a scuola più irritabile, meno attento, meno disposto allo sforzo, più vulnerabile alla noia, più attratto da stimoli brevi, più incline a cercare un nuovo aggancio digitale per compensare la stanchezza. Si innesca così una spirale molto perversa. Dormo male perché resto nel feed. Il giorno dopo sono meno capace di resistere al feed. La sera arrivo più vulnerabile e ricomincio. In questa catena il video breve gioca un ruolo speciale perché offre proprio il tipo di gratificazione che un cervello stanco cerca più facilmente: intensità rapida, costo basso, varietà continua, zero sforzo.

Un altro aspetto decisivo riguarda la soglia della noia. Il sonno insufficiente rende il soggetto meno tollerante verso stati a bassa stimolazione. Un compito lungo pesa di più. Un silenzio pesa di più. Una lettura pesa di più. Una lezione pesa di più. Il video breve allora non viene più cercato solo per piacere. Viene cercato come antidoto immediato a una mente impoverita di energia. Ma questo antidoto, proprio perché lavora sul rapidissimo, finisce per aggravare la distanza dal lento. È qui che il collasso dell'autocontrollo si intreccia con il collasso della pazienza cognitiva. Il soggetto non perde solo il sonno. Perde anche la capacità di restare dentro un ritmo meno eccitante.

È importante sottolineare che i video brevi non agiscono tutti allo stesso modo su tutti. Ci sono differenze individuali, ambientali, familiari, culturali. Ma a livello di sistema il formato possiede caratteristiche che lo rendono particolarmente aggressivo. La combinazione di brevità, variabilità, personalizzazione algoritmica, densità emotiva e facilità di passaggio crea una forma di stimolazione che comprime il tempo e moltiplica gli agganci. Per questo molti giovani riferiscono una percezione alterata del tempo quando scorrono. Entrano per cinque minuti e ne escono dopo quaranta, cinquanta, sessanta. Il tempo soggettivo si contrae mentre il tempo reale scorre. È un segno fortissimo di cattura.

Questa cattura ha anche un prezzo affettivo. Il sonno insufficiente non peggiora solo l'attenzione. Peggiora anche la regolazione emotiva. Ci si sente più vulnerabili alle ferite, più esposti all'ansia, più facilmente irritabili, più inclini al crollo, più rigidi nella gestione del conflitto. In un adolescente questo è particolarmente delicato, perché l'età stessa è attraversata da intensità emotive forti. Se a questa intensità fisiologica si aggiungono metrica sociale continua, confronto incessante, privazione di sonno e iperstimolazione notturna, la soglia di equilibrio si abbassa molto. Non tutti svilupperanno quadri gravi, certo. Ma il terreno diventa più instabile.

Qui emerge una verità cruciale. Il problema non è mai soltanto il singolo contenuto. È il regime. Un video buffo, visto una volta, non cambia il cervello. Un uso moderato e ben regolato di piattaforme digitali non coincide automaticamente con una devastazione. Ma un regime di consumo ripetuto, soprattutto notturno, in cui il cervello giovane viene esposto per mesi o anni a stimolazione rapida, ritardo del sonno, confronto sociale e ricompensa intermittente, produce effetti cumulativi. Lo schiavismo digitale non è quasi mai una catastrofe istantanea. È una lenta organizzazione dell'abitudine.

Molti genitori fanno fatica a vedere questo regime perché osservano gli episodi e non la struttura. Vedono il ragazzo che resta sveglio tardi. Vedono il telefono a letto. Vedono il mattino difficile. Ma tendono a interpretare ogni episodio come problema isolato, come prova di scarso carattere o di mancanza di regole. In parte è comprensibile. Ma il punto centrale è un altro: il giovane sta combattendo contro dispositivi che portano in camera da letto un intero ecosistema di aggancio, perfettamente tascabile, socialmente inevitabile, emotivamente carico, disponibile in ogni istante. Non è una semplice cattiva abitudine. È un ambiente.

Questa consapevolezza non serve ad assolvere tutto. Serve a capire meglio la natura della responsabilità. Un giovane ha bisogno di essere aiutato a proteggere il sonno non perché «dorme poco e basta», ma perché il sonno è uno dei fondamenti della sua libertà futura. Un cervello che dorme meglio è più capace di scegliere, di regolare i propri impulsi, di studiare, di tollerare la noia, di non cercare subito il prossimo stimolo. Proteggere il sonno significa quindi proteggere anche l'autocontrollo, la dignità cognitiva, la possibilità stessa di non essere completamente trascinati dall'economia dell'attenzione.

C'è poi un passaggio ancora più profondo. La notte è uno degli ultimi spazi in cui un essere umano dovrebbe poter uscire dalla metrica, dal confronto, dalla disponibilità continua. Portare il feed a letto significa lasciare che la piattaforma occupi anche il confine tra coscienza e sonno, tra giornata e interiorità, tra presenza sociale e ritiro necessario. È un'invasione simbolica fortissima. Non si perde solo riposo. Si perde il confine. E quando una civiltà perde il confine tra giorno e notte, tra relazione e disponibilità permanente, tra stimolo e quiete, prepara soggetti più stanchi e più governabili.

Questo spiega anche perché molti giovani, pur sentendosi esausti, facciano fatica a lasciare il telefono proprio la sera. È il momento in cui il cervello è più stanco, meno capace di inibizione, più desideroso di sollievo, più esposto al richiamo del rapido. È il momento in cui la volontà astratta conta meno e l'ambiente conta di più. Per questo la protezione del sonno non può essere affidata solo a una predica morale. Deve diventare una questione di architettura della vita. Dove sta il telefono? Quando si spegne? Che cosa entra in camera? Quali rituali precedono il sonno? Quale spazio resta al silenzio? Quale valore culturale diamo al riposo?

Il collasso dell'autocontrollo non è dunque una semplice debolezza del carattere. È il risultato di una convergenza. Deprivazione di sonno, ambiente a gratificazione rapida, fragilità fisiologica dell'età giovane, assuefazione alla novità, confronto sociale continuo, riduzione della noia tollerabile, erosione dei confini notturni. Quando questi fattori si sommano, la capacità di dire basta si indebolisce. Il giovane non sceglie meno perché è meno degno. Sceglie meno perché una parte delle condizioni che rendono possibile una scelta forte è stata erosa.

La buona notizia, ancora una volta, è che anche qui non siamo davanti a un destino metafisico. Il sonno si può proteggere. Il rapporto con i video brevi si può ridisegnare. L'autocontrollo si può ricostruire. Non con il moralismo, non con la semplice colpa, non con la demonizzazione totale del mezzo ma con una cultura diversa dei confini, con una pedagogia del ritmo, con una rieducazione della sera, con l'intelligenza di capire che la battaglia decisiva spesso comincia molto prima dell'atto di andare a letto. Comincia nel modo in cui la giornata ha allenato o eroso la soglia di resistenza. Comincia nella quantità di stimoli accumulati. Comincia nella normalizzazione del controllo continuo.

Per i giovani questo è un punto di liberazione. Capire che non sono «sbagliati» perché la sera non riescono a staccarsi del tutto. Capire che stanno affrontando un formato progettato per tenere aperto il ciclo dell'attesa. Capire che la stanchezza li rende più vulnerabili, non più colpevoli. Capire che il riposo non è una perdita di tempo ma una forma di difesa mentale. E capire, soprattutto, che un sonno riconquistato non restituisce solo energia. Restituisce lucidità, continuità, dignità dell'attenzione, possibilità di non essere trascinati.

Il cervello assediato, in fondo, si riconosce bene proprio qui. Nel punto in cui dovrebbe ripararsi e invece viene ancora chiamato, ancora acceso, ancora trascinato. Difendere la notte significa difendere una

delle ultime zone di disarmo della mente. E una mente che non può più disarmarsi è una mente sempre più disponibile a essere usata.
La domanda decisiva non è quanti video abbiamo visto. È quanta capacità di desiderare lentamente abbiamo lasciato sullo schermo.

Capitolo 10

Il corpo piegato

Prima ancora di cambiare il pensiero, lo schermo cambia il modo in cui il corpo aspetta.

Per molto tempo il discorso sullo schiavismo digitale è stato trattato come se riguardasse solo idee, emozioni, concentrazione, comportamenti. Ma il corpo non resta neutrale. Non osserva da fuori. Il corpo assorbe, si adatta, si piega, sviluppa abitudini, tensioni, compensazioni. Ogni tecnologia importante nella storia ha lasciato una traccia nella postura umana. La scrittura ha modificato il gesto della mano. Il lavoro industriale ha trasformato schiene, ritmi, articolazioni. Il computer ha cambiato il rapporto tra sedia, tavolo, sguardo e polsi. Lo smartphone ha fatto qualcosa di ancora più radicale. Ha miniaturizzato il centro dello stimolo e lo ha spostato verso il basso, trascinando con sé testa, collo, spalle, torace, respiro.

Il risultato, ormai ben noto anche in ambito clinico, è ciò che spesso viene chiamato Text Neck, il collo da testo o, più in generale, la sindrome posturale legata all'uso ripetuto e prolungato dei dispositivi mobili. Il termine può sembrare giornalistico, ma il fenomeno è reale. La testa umana, in posizione neutra, esercita un certo carico fisiologico sulla colonna cervicale. Quando però viene inclinata in avanti in modo crescente, il carico percepito dai segmenti cervicali aumenta notevolmente. Non si tratta di una semplice impressione soggettiva. Si tratta di una questione biomeccanica. Più il capo si piega, più le strutture del collo devono sostenere uno stress innaturale.

Questa verità è importante per un motivo preciso. Rende visibile che il corpo non sta solo «accompagnando» l'uso del dispositivo. Sta pagando un prezzo. Un ragazzo che passa molto tempo con il collo in flessione anteriore non accumula solo minuti di schermo. Accumula una postura. E una postura, quando si ripete migliaia di volte, smette di essere un gesto occasionale. Diventa una tendenza stabile. I muscoli si adattano. Le catene corporee si riorganizzano. Alcune zone si irrigidiscono. Altre si indeboliscono. Il respiro cambia. La percezione di sé cambia. Il corpo, lentamente, impara il dispositivo.

Qui bisogna fare un passaggio fondamentale. Il corpo non è un semplice contenitore per il cervello. Non è un supporto passivo. Il modo in cui stiamo nello spazio influenza la qualità della nostra esperienza. Influenza il respiro, il tono muscolare, la fatica, la vigilanza, l'energia disponibile, perfino la percezione che abbiamo di noi stessi e degli altri. Questo non significa che esista una formula facile in cui a una postura corrisponda automaticamente un preciso stato psicologico. Le cose sono più complesse. Ma significa che corpo e mente non vivono separati. Una postura ripetuta e cronicizzata può diventare il terreno silenzioso su cui certi stati mentali si rendono più probabili.

Per capire fino in fondo il Text Neck bisogna allora guardarlo su due piani insieme. Il primo è il piano biomeccanico. Il secondo è il piano simbolico ed esistenziale. Sul piano biomeccanico, la questione è abbastanza chiara. Il corpo umano non è stato pensato per restare per ore in una posizione di flessione anteriore del capo, con spalle chiuse, braccia raccolte, sguardo puntato verso il basso, micro movimenti ripetitivi delle dita e riduzione della mobilità globale. Se questa postura diventa cronica, possono comparire dolori cervicali, tensioni alle spalle, cefalee da contrattura, rigidità dorsale, alterazioni della postura scapolare, sensazione di affaticamento o di pesantezza. Non tutti svilupperanno gli stessi sintomi, naturalmente. Ma il quadro generale è sufficientemente chiaro da non poter essere liquidato come allarmismo.

Sul piano simbolico, la scena è ancora più forte. Una civiltà intera ha adottato la postura dello sguardo abbassato. Questo non è irrilevante. Le posture hanno anche un significato sociale. Esistono posture di apertura e posture di chiusura. Posture di incontro e posture di ritrazione. Posture che espongono il volto e posture che lo schermano. Posture che si offrono al mondo e posture che si raccolgono attorno a un oggetto. Lo smartphone, per la sua stessa collocazione fisica, induce una posizione fortemente centripeta, cioè raccolta verso l'interno. Il corpo si chiude attorno al dispositivo. La linea del busto si incurva. Le spalle si proiettano in avanti. Il volto si stacca dallo spazio comune e si consegna a uno spazio miniaturizzato, privatissimo e insieme connesso a tutto.

Questa miniaturizzazione del mondo ha un effetto anche sulla percezione dell'ambiente. Quando stiamo a lungo chini sul telefono, si restringe la visione periferica, si riduce la consapevolezza di ciò che ci circonda, si abbassa la disponibilità allo sguardo reciproco. Il mondo comune si attenua. Le presenze reali diventano sfondo. Non è solo una questione di distrazione. È una modifica del modo in cui il corpo abita lo spazio. Il soggetto non è più completamente presente nel luogo in cui si trova. È in una posizione intermedia. Fisicamente lì. Attentivamente altrove. Il corpo resta nel mondo. Lo sguardo si ritira.

Per questo la postura da smartphone non è solo un fatto ortopedico. È anche una postura sociale. Se la relazione con il mondo passa sempre più da uno sguardo abbassato, il mondo comune perde consistenza. Gli altri diventano più facilmente ostacoli, sfondo, rumore laterale, figure secondarie rispetto al flusso che scorre nello schermo. Questo indebolisce forme elementari di attenzione reciproca. L'incrocio degli sguardi. La lettura dei volti. La percezione delle sfumature corporee. La presenza condivisa. Un giovane che passa moltissimo tempo in questa posizione non allena solo il collo a piegarsi. Allena anche il suo modo di stare nel reale.

Qui conviene fermarsi su un punto importante. Non si tratta di demonizzare ogni momento in cui una persona guarda il telefono abbassando il capo. Sarebbe ridicolo. Tutti lo facciamo. Il problema è la quantità, la frequenza, la durata, la normalizzazione. Una postura occasionale non produce lo stesso effetto di una postura ripetuta centinaia di volte al giorno, per mesi e per anni. Il corpo umano tollera molte cose per brevi periodi. Ciò che lo modifica davvero è il regime, la ripetizione, la quotidianità trasformata in abitudine. Ed è esattamente qui che ritorna la tesi centrale. Lo schiavismo digitale non consiste quasi mai in un evento singolo. Consiste in una colonizzazione lenta e sistemica.

Molti giovani se ne accorgono tardi. All'inizio sentono solo un po' di rigidità, una leggera pesantezza al collo, una stanchezza diffusa alle spalle, magari una cefalea più frequente. Poi cominciano a notare che alcune posizioni sono diventate naturali anche fuori dallo schermo. Il corpo tende in avanti. Il petto si chiude. La schiena cede. Il respiro si fa più alto e meno pieno. Tutto questo non accade sempre in modo drammatico, ma spesso in modo graduale. Ed è proprio la gradualità a renderlo insidioso. Il corpo si adatta senza protestare troppo forte, finché la postura diventa quasi identità.

In questo senso la postura della resa è una formula che va compresa bene. Non significa che chi guarda il telefono sia «sottomesso» in modo immediato o ridicolo, come in una caricatura. Significa piuttosto che il corpo assume con frequenza crescente una forma di chiusura che può diventare il correlato somatico di una vita attentiva sempre più catturata. Il collo piegato, il torace chiuso, lo sguardo basso, il piccolo movimento automatico del pollice, tutto questo disegna una figura umana meno espansa, meno disponibile all'orizzonte, meno presente nello spazio comune. È una figura concentrata, sì, ma concentrata su un punto di cattura.

Bisogna anche notare che il Text Neck si inserisce dentro un più ampio regime di sedentarietà digitale. Il problema non è solo la posizione del collo. È il fatto che molto tempo mentale venga trascorso in condizioni di immobilità relativa, con movimenti minuscoli e ripetitivi, alta stimolazione cognitiva e bassa partecipazione del resto del corpo. Il risultato è una dissociazione crescente tra intensità mentale e povertà motoria. La mente corre. Il corpo resta fermo, contratto, raccolto, quasi sospeso. Questa combinazione è profondamente innaturale. Un essere umano può vivere per ore in forte attivazione nervosa senza quasi muoversi davvero. Ed è proprio questa frattura tra attivazione e immobilità a produrre una forma particolare di stanchezza.

Molti ragazzi la conoscono bene. Sono esausti, ma non si sentono veramente scaricati. Hanno passato tanto tempo attivi online, ma il corpo non sente il benessere di un'attività reale. Non c'è la stanchezza buona dopo una corsa, dopo un allenamento, dopo un lavoro fisico, dopo una camminata lunga. C'è una stanchezza più nervosa, più contratta, più intermittente. È il corpo che ha sostenuto ore di micro tensioni senza avere la possibilità di liberarle davvero. In questo senso il digitale non ruba solo attenzione. Ruba anche fisiologia.

Un capitolo come questo deve anche affrontare un tema delicato: il rapporto tra postura e stato mentale. Negli ultimi anni si è parlato molto di embodied cognition, cioè del fatto che la mente non sia separata dal corpo ma vi sia profondamente intrecciata. L'idea generale è forte e convincente: il corpo partecipa al pensiero, all'emozione, alla percezione di sé. Tuttavia bisogna evitare formule troppo assolute o troppo facili. Non possiamo dire in modo serio che una certa postura produca automaticamente uno specifico assetto ormonale o uno stato psicologico unico. La realtà è più complessa. Ma possiamo dire con sicurezza che posture chiuse, rigide, mantenute a lungo, associate a scarsa mobilità e respirazione ridotta, tendono a essere correlate a una peggiore qualità del benessere corporeo e possono contribuire a rinforzare stati di stanchezza, chiusura, riduzione dell'energia disponibile.

Questo è particolarmente importante per i giovani perché il corpo adolescente è ancora in trasformazione. Sta crescendo, si sta organizzando, cambia proporzioni, sensibilità, forza, coordinazione. Se in questa fase il corpo viene educato per anni a una postura di chiusura attorno allo schermo, il problema non è solo il dolore momentaneo. È l'apprendimento corporeo. Il giovane impara a stare così. Impara che quella è la sua posizione normale di attenzione, di socialità, di riposo, perfino di compagnia. Questo produce una generazione che non solo pensa dentro il digitale, ma lo incorpora nella sua biomeccanica quotidiana.

C'è poi un aspetto quasi politico che non andrebbe sottovalutato. Una popolazione che passa molto tempo con lo sguardo basso è anche una popolazione meno presente allo spazio pubblico. Non perché guardare il telefono renda automaticamente apolitici, ma perché riduce l'attenzione al mondo comune immediato. La città, gli altri, i dettagli del reale, i corpi che ci stanno intorno, il cielo, l'architettura, i rumori, i volti, tutto perde quota. Si vive di più in un ambiente personale continuo che in uno spazio condiviso. In questo senso la postura del collo abbassato è anche una metafora visibile di un ritiro dal mondo comune.

Il corpo, però, non è solo vittima. Può diventare anche uno dei primi luoghi della riconquista. Questo è uno dei punti più importanti del capitolo. A differenza di certe battaglie cognitive più invisibili, il corpo restituisce segnali abbastanza chiari. Una tensione. Un irrigidimento. Una stanchezza cervicale. Un bisogno di stirarsi. Un respiro corto. Una spalla chiusa. Se il soggetto impara ad ascoltare questi segnali, il corpo può diventare una specie di sentinella. Può avvertire prima della coscienza teorica che qualcosa non sta andando bene. Può segnalare che l'attenzione è stata troppo a lungo sequestrata. Può ricordare che il digitale lascia tracce materiali.

Qui si apre una via concreta. Rialzare lo sguardo. Allargare il torace. Restituire mobilità alla colonna. Interrompere la fissità. Camminare senza telefono in mano. Stare qualche minuto con il corpo in posizione aperta. Reimparare a respirare in modo meno alto e meno contratto. Tutto questo non è una ginnastica accessoria. È anche un gesto politico nel senso più profondo. Significa sottrarre il corpo alla forma che il sistema preferisce. Significa rifiutare la miniaturizzazione permanente dell'orizzonte. Significa ricordare che l'essere umano non è fatto per passare la vita raccolto intorno a uno schermo.

Naturalmente non bisogna cadere in un altro eccesso. Non basta fare stretching per liberarsi dallo schiavismo digitale. Il problema resta strutturale, economico, culturale, educativo. Ma il corpo può diventare il primo fronte visibile della resistenza. Perché è lì che l'asservimento si vede senza troppe mediazioni. Una società può discutere all'infinito se le piattaforme manipolino o no, se gli algoritmi siano più o meno tossici, se la dipendenza sia davvero una dipendenza o soltanto una cattiva abitudine. Ma il corpo che si chiude, si curva, si irrigidisce e si adatta alla cattura è difficile da negare. È una prova silenziosa.

Anche per questo i giovani hanno bisogno di una nuova educazione posturale e corporea. Non solo nel senso scolastico del termine, ma nel senso culturale. Hanno bisogno di capire che il modo in cui tengono il telefono non è irrilevante. Che le ore accumulate in una certa posizione cambiano il corpo. Che il corpo non può essere trattato come un accessorio della vita online. Che la forza, la mobilità, il respiro, l'apertura dello sguardo, sono parte della libertà mentale. Un giovane che vive solo nella testa, e per di più in una testa continuamente agganciata, è più facile da catturare. Un giovane che recupera il corpo recupera anche una parte della sua sovranità.

Alla fine, la grande verità di questo capitolo è semplice. Il digitale non ci cambia solo perché ci convince. Ci cambia anche perché ci addestra fisicamente. Ci piega, ci raccoglie, ci immobilizza, ci fa abitare lo spazio in un certo modo. Non è una metafora. È una trasformazione concreta. E per questo la liberazione non passerà soltanto da idee migliori, ma anche da corpi rialzati, da respiri più ampi, da sguardi restituiti al mondo.

Rialzare lo sguardo è un gesto fisico prima ancora che morale. È la prima grammatica della libertà.

Il corpo piegato non è solo un fatto fisico. È anche un fatto relazionale: quando la presenza corporea si indebolisce, anche l'incontro con l'altro perde profondità.

Capitolo 11

La fame di presenza

Un tempo l'esclusione era una stanza da cui si restava fuori. Oggi può diventare una notifica mancata, una spunta vista, una foto in cui non siamo comparsi.

L'essere umano si confronta da sempre. Confrontarsi è normale. È una funzione sociale fondamentale. Serve per capire dove siamo, che cosa desideriamo, quali limiti abbiamo, quali possibilità ci attraggono. Un ragazzo si è sempre misurato con i compagni di scuola, con i fratelli, con il gruppo, con il vicino di banco, con chi appare più sicuro o più desiderabile. Il problema non nasce dal confronto in sé. Nasce dalla sua trasformazione industriale. Oggi il confronto non avviene più solo dentro scene delimitate, in tempi e luoghi particolari. Avviene in modo continuo, algoritmicamente amplificato, metricamente visibile, esteticamente filtrato e psicologicamente monetizzato.

Per capire la potenza di questa trasformazione bisogna osservare una cosa molto semplice. La vita reale è opaca. Quando incontriamo una persona dal vivo, vediamo qualcosa di lei, non tutto. Vediamo il suo corpo, il suo tono, forse la sua sicurezza apparente, forse un suo successo, ma non vediamo automaticamente il backstage della sua esistenza. Non vediamo tutte le sue paure, le sue notti difficili, i suoi insuccessi, i suoi momenti mediocri, le sue insicurezze più profonde. La vita digitale, al contrario, tende a mettere in scena il picco senza mostrare quasi mai il costo. Non ci fa confrontare con persone intere. Ci fa confrontare con superfici selezionate.

Qui si apre il cuore del problema. Un giovane che scorre contenuti non si confronta quasi mai con la realtà piena dell'altro. Si confronta con una versione editata, filtrata, tagliata, potenziata, curata, spesso costruita proprio per risultare desiderabile. Ma il cervello emotivo non sempre compie questa distinzione con la freddezza che servirebbe. Sa, in teoria, che i social mostrano solo una parte della vita. Eppure sente ugualmente l'impatto del confronto. Perché vedere una sequenza continua di corpi perfetti, vacanze perfette, coppie perfette, case perfette, facce luminose, risultati esibiti, entusiasmi pubblicati, lascia una traccia.

Anche se sappiamo razionalmente che è una vetrina, la nostra parte più vulnerabile può viverla come giudizio implicito su di noi.

È qui che il confronto sociale smette di essere semplice orientamento e diventa ferita narcisistica diffusa. Non guardo più l'altro per capire qualcosa del mondo. Comincio a guardarlo per misurare la mia presunta insufficienza. Non vedo più soltanto una persona che vive. Vedo uno specchio deformante in cui la mia vita appare più grigia, il mio corpo meno all'altezza, la mia stanza più povera, la mia giornata più piatta, il mio volto meno interessante, la mia relazione meno intensa, la mia solitudine più evidente. Questo meccanismo è devastante soprattutto per i giovani, perché li colpisce in una fase in cui l'identità non è ancora consolidata e il rapporto con il proprio valore resta fortemente esposto allo sguardo esterno.

Il confronto digitale ha una caratteristica ulteriore che lo rende molto più aggressivo di quello tradizionale. È numerico. Non mostra solo immagini. Mostra anche segnali di approvazione. Quanti follower. Quante visualizzazioni. Quanti cuori. Quanti commenti. Quanti salvataggi. Quanti messaggi. Quanti secondi di attenzione. Tutto questo dà al confronto una durezza nuova. Non si ha solo l'impressione che qualcun altro piaccia di più. Si vede un numero che sembra dirlo. E i numeri, soprattutto per una mente giovane, possono apparire più oggettivi della realtà stessa. Anche quando misurano solo una parte minima, distorta e manipolabile del valore umano, vengono vissuti come sentenza.

Da questa esposizione continua nasce una delle forme più dolorose della psiche contemporanea: la FOMO, la fear of missing out, la paura di essere lasciati fuori. Anche qui bisogna evitare la semplificazione. La FOMO non è una moda verbale o un piccolo vezzo generazionale. È un'esperienza emotiva concreta. È l'ansia di sentire che altrove sta accadendo qualcosa di importante e che tu non ci sei. È il sospetto di non essere nel posto giusto, con le persone giuste, nel momento giusto. È la sensazione che la vita stia avvenendo soprattutto fuori da te e senza di te. In un mondo in cui ogni serata, uscita, viaggio, incontro, successo o festa può essere immediatamente mostrato e rilanciato, questa sensazione diventa molto più frequente e più intensa.

Un ragazzo che, da solo in camera, guarda storie di amici a una festa non vede semplicemente immagini. Vede una distribuzione del piacere da cui si sente escluso. Una ragazza che osserva corpi perfetti in vacanza, sorrisi fotogenici, intimità esibite, può non limitarsi a registrare quelle scene. Può viverle come prova che altrove si sta vivendo meglio. E la cosa più crudele è che spesso il confronto non avviene con qualcosa di falso in senso totale. Quelle persone magari si stanno davvero divertendo. Ma il feed seleziona solo il momento alto, lo rende continuo e lo mette di fronte a soggetti che stanno vivendo un tempo ordinario, magari un po' triste, magari semplicemente normale. Così l'eccezione appare regola, il picco appare base, la festa appare vita.

La FOMO agisce come una macchina di svalutazione del presente. Ti impedisce di stare davvero dove sei. Se sei a casa, ti fa desiderare altrove. Se sei altrove, ti fa temere che ci sia un altro altrove migliore. Se sei con qualcuno, ti fa sospettare che altre compagnie siano più intense. Se stai vivendo qualcosa di semplice, ti fa pensare che la semplicità valga meno. In questo senso la FOMO non distrugge solo il benessere. Distrugge la capacità di abitare il momento. E un giovane che non riesce più a stare nel momento senza misurarlo rispetto a un altrove ipotetico diventa più inquieto, più instabile, più manipolabile.

Ma il confronto sociale e la FOMO producono un terzo effetto, ancora più profondo e spesso più silenzioso: la vergogna. La vergogna è una delle emozioni più potenti e meno comprese del nostro tempo. Non coincide con la semplice colpa. La colpa riguarda spesso un'azione: ho fatto qualcosa di sbagliato. La vergogna colpisce più in profondità: c'è qualcosa di sbagliato in me. È l'emozione che fa abbassare gli occhi, che ritira il corpo, che fa desiderare di scomparire, che porta a pensarsi difettosi, fuori misura, inadeguati, ridicoli, poco amabili. In una cultura della visibilità permanente, la vergogna trova un terreno fertilissimo.

Ogni giovane sa quanto sia sottile la linea tra autoesposizione e autoferita. Pubblicare una foto, un video, un pensiero, una storia, significa sempre in qualche misura esporsi al giudizio. A volte il giudizio arriva in forma di silenzio. Nessuno commenta. Nessuno reagisce. Nessuno sembra vedere. Altre volte arriva in forma di confronto implicito. Altri corpi sembrano più belli, altri volti più efficaci, altre vite più piene. Altre volte arriva in forma diretta: ironia, esclusione, cattiveria, umiliazione, commento tossico. Ogni volta, però, la superficie digitale può trasformarsi in un luogo di ritorno contro il soggetto.

La vergogna digitale ha una forza particolare perché è insieme intima e pubblica. Colpisce il nucleo della percezione di sé, ma lo fa spesso in spazi condivisi, misurabili, visibili, archiviabili. Un adolescente può sentirsi umiliato da un contenuto che resta lì, che può essere rivisto, condiviso, ripescato, commentato ancora. Un errore che in passato sarebbe rimasto confinato in un momento oggi può diventare un oggetto persistente. E anche quando non diventa virale, basta la percezione di essere esposti a uno sguardo potenziale continuo per modificare il rapporto con il proprio valore. Il soggetto comincia a vivere anticipando il giudizio.

Qui si comprende perché così tanti giovani sviluppino un rapporto ansioso con la propria immagine. Non si tratta solo di narcisismo. Si tratta di difesa preventiva. Controllano, correggono, filtrano, ritagliano, scelgono, cancellano, rifanno, perché sanno che l'ambiente non perdona la spontaneità allo stesso modo del mondo reale. L'immagine diventa un campo minato. Il corpo diventa messaggio. Il volto diventa interfaccia. La spontaneità si restringe perché il soggetto sente di doversi amministrare. In questo senso il digitale non moltiplica soltanto l'espressione. Moltiplica anche l'autocensura e l'auto-osservazione.

La vergogna è anche strettamente legata al corpo. Un giovane non guarda più il proprio corpo solo da dentro, come sensazione, potenza, limite, presenza. Impara a guardarlo da fuori, come se fosse già inserito nello sguardo del pubblico. Il corpo diventa superficie confrontabile. Questo colpisce in modo particolare le ragazze, ma non riguarda solo loro. Anche i ragazzi crescono sempre più esposti a modelli di forza, successo estetico, virilità, definizione corporea, stile di vita. Entrambi i sessi, e tutte le identità in formazione, finiscono così in una palestra crudele dove il proprio valore sembra dover passare continuamente dal rispecchiamento esterno.

Il risultato è che il confronto non si ferma quasi mai. Anche quando il telefono è spento, il confronto continua nella mente. Il giovane entra in una stanza e misura inconsciamente il proprio corpo rispetto ad altri corpi. Fa una foto e la vede già con gli occhi del feed. Vive un momento e pensa già a come apparirà. Non è più solo presenza. È presenza più auto-riflessione permanente. Questo è uno dei costi più alti dello schiavismo digitale: trasforma la spontaneità in auto-monitoraggio. E l'auto-monitoraggio continuo consuma un'enorme quantità di energia psichica.

Bisogna anche ricordare che il confronto digitale è asimmetrico. Non ci confrontiamo con tutti. Ci confrontiamo soprattutto con chi emerge. E chi emerge è spesso ciò che il sistema ritiene più trattenibile: più bello, più estremo, più desiderabile, più scandaloso, più eccezionale, più intenso. Di conseguenza il confronto non avviene con la media reale della vita umana. Avviene con punte selezionate. Questo produce un effetto devastante. La normalità appare miseria. La semplicità appare fallimento. Il corpo ordinario appare difettoso. Il giorno tranquillo appare insignificante. Eppure è proprio di normalità, semplicità, corpo reale e giorni non spettacolari che è fatta la vita umana.

La FOMO intensifica ancora di più questo squilibrio. Se ogni momento può essere reso visibile, allora il soggetto sente di dover partecipare a tutto o almeno sapere tutto. Il non sapere diventa quasi intollerabile. Il non esserci diventa quasi una diminuzione dell'essere. Questo produce una vigilanza costante. Controllare, aggiornarsi, sapere che cosa fanno gli altri, non è più solo curiosità. Diventa una forma di difesa. Ma è una difesa tossica, perché più controlli, più vedi occasioni da cui sei escluso. Più vedi occasioni da cui sei escluso, più controlli. È una trappola perfetta.

Qui la vergogna e la FOMO si saldano in un circuito unico. Ho paura di restare fuori, allora controllo. Controllando, vedo immagini che mi fanno sentire inferiore o escluso. Mi sento inferiore, allora cerco di espormi meglio, di apparire meglio, di correggermi, di produrre una versione più efficace di me. Ma più entro in questa logica, più dipendo dal giudizio esterno. E più dipendo dal giudizio esterno, più la mia autostima diventa vulnerabile. Non è solo un circuito psicologico. È un circuito economico, perché ogni passaggio produce permanenza, reazione, ritorno, contenuto, dati.

Molti adulti, davanti a questi meccanismi, reagiscono male. Dicono ai ragazzi di fregarsene, di non guardare, di non essere insicuri, di non paragonarsi agli altri. Sono consigli comprensibili ma spesso insufficienti. Perché un adolescente non vive il confronto come una teoria da rifiutare con un atto razionale. Lo vive nel corpo, nello stomaco, nella pelle, nel respiro, nella qualità della propria giornata. Ha bisogno di aiuto reale, di ambienti meno tossici, di adulti che capiscano la natura della ferita, di parole che non minimizzino, di esempi concreti di vita non misurata.

Qui bisogna dirlo con chiarezza. Il problema non è che i giovani siano troppo deboli per sopportare il giudizio. Il problema è che il giudizio è stato industrializzato. È stato reso permanente, visibile, numerico, algoritmico, replicabile. In un contesto del genere, la vergogna e la FOMO non sono semplici incidenti psicologici. Sono effetti strutturali di un ambiente che vive di confronto, di reazione e di esposizione. Per questo una risposta seria non può limitarsi a dire ai giovani di essere più forti. Deve anche interrogare la macchina che rende così redditizio il loro sentirsi insufficienti.

Esiste però una via di uscita. E comincia con un gesto di verità. Capire che il confronto non avviene con vite intere ma con vetrine. Capire che la FOMO è spesso una manipolazione della percezione del presente. Capire che la vergogna può essere alimentata da metriche che nulla dicono del valore profondo di una persona. Capire che la propria vita non è meno reale perché non è continuamente mostrata. Capire che la semplicità non è inferiorità. Capire che l'ordinario non è fallimento. Questo non basta da solo a liberare. Ma rompe l'incantesimo della falsa oggettività.

Il secondo passo è più difficile, ma decisivo. Ricostruire spazi in cui il proprio valore non dipenda continuamente dall'esposizione. Relazioni faccia a faccia. Pratiche corporee. Tempo fuori dalla metrica. Attività in cui il corpo non sia immagine ma esperienza. Luoghi in cui non tutto debba essere mostrato. Silenzi non subito pubblicati. Gioie non subito misurate. Solitudini non subito corrette. Solo così il soggetto ricomincia a sentire che esiste anche fuori dal feed. E solo così la vergogna perde lentamente una parte del suo potere.

Il giovane deve scoprire una verità che il sistema fa di tutto per nascondere. Il valore umano non coincide con la visibilità. Non coincide con la desiderabilità istantanea. Non coincide con la performance sociale. Non coincide con il corpo filtrato, con il numero, con la risposta ricevuta in pochi minuti. Il valore umano è più lento, più profondo, più opaco, più difficile da misurare. Proprio per questo è più vero. E proprio per questo il sistema non sa trattarlo bene. Sa solo monetizzare la sua caricatura.

La libertà comincia quando il proprio valore smette di dipendere dal rumore numerico che gli altri lasciano intorno a noi.

Capitolo 12

La crudeltà connessa

La crudeltà, quando entra in rete, cambia temperatura. Non resta in un cortile. Può inseguire un ragazzo fino al letto.

È questo uno dei paradossi più inquietanti dello schiavismo digitale. Più canali, meno incontro. Più esposizione, meno intimità. Più messaggi, meno ascolto. Più presenza online, meno radicamento. Non sempre, non per tutti, non in modo lineare. Ma abbastanza spesso da configurare un vero mutamento del paesaggio emotivo. Molti giovani oggi non soffrono perché sono fuori dalla rete. Soffrono spesso dentro la rete, pur restando convinti che uscirne del tutto significherebbe sparire. È una delle forme più perfette di dipendenza collettiva. Il luogo che ti ferisce è anche il luogo in cui temi di non poter non stare.

Per capire questo passaggio bisogna distinguere tra contatto e relazione. Il contatto è rapido, numeroso, disponibile, ripetibile. Una relazione vera richiede invece spessore, continuità, rischio, memoria reciproca, presenza incarnata, tolleranza del silenzio, capacità di sopportare il disordine dell'altro. La cultura digitale eccelle nel produrre contatto. Molto meno nel garantire relazione. Un giovane può passare ore a scrivere, reagire, commentare, inviare, ricevere, guardare storie, partecipare a gruppi, e alla fine della giornata sentirsi ugualmente, o persino più profondamente, solo. Questa solitudine non nasce dal vuoto assoluto. Nasce dal fatto che il contatto continuo non si traduce automaticamente in esperienza di essere tenuti davvero nella mente e nel cuore di qualcuno.

La solitudine contemporanea, quindi, non è sempre mancanza di compagnia. È spesso mancanza di consistenza relazionale. Si è visti molto e riconosciuti poco. Si è raggiungibili sempre e realmente incontrati di rado. Si è immersi in un flusso continuo di stimoli sociali e tuttavia si avverte che quel flusso non dà riparo. È come un cortocircuito. Più ne assumi, più hai sete. Il giovane cerca contatto per lenire la solitudine, ma se il contatto è organizzato in un ambiente che vive di velocità, confronto e reazione, la sete spesso aumenta invece di diminuire.

Qui emerge con forza un punto decisivo. La solitudine non è solo assenza di compagnia. È anche assenza di risonanza. È il sentimento di non essere davvero tenuti da uno sguardo che ti riconosce nella tua interezza. Un feed non fa questo. Una raffica di like non fa questo. Una risposta rapida non fa questo. Un commento entusiasta può dare una scossa, ma non costruisce necessariamente un luogo interiore in cui sentirsi accolti. Per questo tanti giovani, pur immersi in ambienti socialmente affollati, riferiscono un senso di isolamento acuto. Sono circondati da segnali, ma privi di appoggio profondo.

Questa solitudine è particolarmente dura perché spesso produce vergogna aggiuntiva. Il giovane pensa: sono in mezzo a tutti e sto comunque male, quindi c'è qualcosa che non va in me. In realtà spesso non c'è nulla di misteriosamente difettoso in lui. Sta semplicemente sperimentando il limite strutturale di una socialità industrializzata che amplifica il segnale e assottiglia il legame. Eppure il sistema gli rimanda la colpa come se il problema fosse la sua insufficienza personale, la sua mancanza di fascino, il suo non essere abbastanza interessante o abbastanza desiderabile. Così alla solitudine si somma il giudizio su di sé.

In questo terreno già fragile entra il cyberbullismo. E qui bisogna smettere di pensarlo come una semplice trasposizione online del bullismo tradizionale. Ha tratti comuni, certo, ma possiede anche caratteristiche proprie che lo rendono in molti casi ancora più penetrante. Il bullismo classico aveva luoghi, orari, margini, interruzioni. L'ambiente digitale, invece, tende a eliminare i confini. L'umiliazione può seguire il giovane a casa. Può riattivarsi di notte. Può essere vista da molti. Può essere ricondivisa. Può essere salvata. Può riemergere. Può vivere in uno stato di latenza costante. Il danno non è solo l'atto iniziale. È la sua riproducibilità.

Anche qui il punto più crudele è che la ferita digitale unisce pubblico e persistenza. Un commento offensivo, una foto derisoria, un video umiliante, una chat di esclusione, un montaggio, una presa in giro resa virale o semivirale, non agiscono solo nell'istante in cui compaiono. Agiscono perché possono essere rivisti, ricordati, temuti, riattivati. Il soggetto colpito non soffre solo per ciò che è accaduto. Soffre anche per la possibilità che accada ancora, che altri vedano, che il danno non finisca. La paura della ripetizione diventa parte stessa del trauma.

Il cyberbullismo è facilitato da alcune caratteristiche precise dell'ambiente digitale. La prima è la distanza. Chi colpisce non ha sempre davanti il volto pieno della persona colpita. Non deve sostenere il peso immediato della sua sofferenza. Questo riduce i freni inibitori. La seconda è la velocità del branco. Una battuta crudele, un commento, un'esclusione, possono trovare in pochi minuti risonanza, imitazione, rafforzamento. La terza è l'ambiguità. Molte aggressioni vengono travestite da ironia, scherzo, meme, gioco, sarcasmo, così che la vittima si senta ancora più isolata se protesta. La quarta è la persistenza. Il contenuto può restare, ricomparire, essere archiviato nella memoria del gruppo anche oltre la sua visibilità tecnica.

Per un adolescente questo è devastante. L'identità è ancora esposta, il gruppo conta moltissimo, la vergogna è una ferita centrale, il corpo e l'immagine sono già territori delicati. Se a tutto questo si aggiunge la possibilità di essere colpiti da uno sguardo collettivo che non si spegne e che può essere rilanciato in qualsiasi momento, il danno può diventare enorme. Il giovane non subisce solo un'offesa. Può arrivare a percepire un crollo del proprio posto nel mondo sociale. Può sentirsi senza rifugio. Può avere l'impressione che non esista più una zona protetta tra sé e il pubblico giudicante.

Bisogna anche osservare che il cyberbullismo non è soltanto il gesto apertamente violento. A volte è anche l'esclusione silenziosa, la chat da cui si viene lasciati fuori, il gruppo parallelo, il contenuto condiviso senza di te, il visualizzato senza risposta trasformato in pratica di umiliazione, il video girato senza consenso, la foto diffusa in un contesto sbagliato, l'ironia sistematica su un tratto del corpo, della voce, della famiglia, dell'accento, della fragilità. L'ambiente digitale rende possibile una gamma molto ampia di micro violenze. E proprio la loro apparente piccolezza le rende, a volte, più difficili da nominare e da difendere.

Qui bisogna dire una cosa scomoda. Le piattaforme non inventano la crudeltà, ma possono organizzarla meglio. Non inventano il branco, ma possono dargli più continuità. Non inventano la vergogna, ma possono renderla più visibile e durevole. Non inventano l'esclusione, ma possono metterla in scena in modi molto più pervasivi. E poiché vivono di interazione, intensità e reazione, non hanno un incentivo naturale a spegnere subito tutto ciò che aumenta il coinvolgimento, a meno che non intervengano regole esterne, pressioni pubbliche, responsabilità legali. In questo senso anche il dolore diventa, talvolta, parte del traffico.

La solitudine prodotta dall'iperconnessione e la violenza prodotta dal cyberbullismo si incontrano in un punto decisivo. Entrambe intaccano il senso di essere al sicuro nello sguardo altrui. Un giovane ha bisogno di sapere che il gruppo può essere difficile ma non costantemente minaccioso, che la relazione può esporre ma non annientare, che l'errore può far male ma non trasformarsi in una marchiatura continua. Se questo terreno viene meno, cresce un'ansia profonda, di fondo, che non riguarda solo l'uso del telefono, ma il modo stesso di stare nel mondo. L'altro non è più semplicemente l'altro. Diventa un possibile vettore di giudizio, registrazione, esposizione, cattura.

Qui si inserisce il tema dell'epidemia psichica giovanile. Non si può ridurre tutta la crisi di salute mentale dei giovani a un solo fattore. Sarebbe scientificamente debole e umanamente miope. Contano famiglia, scuola, condizioni economiche, trasformazioni culturali, precarietà, pandemia, isolamento urbano, ritmi di vita, aspettative sociali. Ma sarebbe altrettanto sbagliato non vedere il ruolo enorme che l'ambiente digitale ad alto ingaggio ha assunto in questo quadro. Non come unica causa, ma come moltiplicatore, acceleratore, amplificatore di vulnerabilità già presenti e spesso come generatore di nuovi circuiti di sofferenza.

Molti giovani oggi vivono in un equilibrio psichico molto più esposto. Dormono peggio, si confrontano di più, si sentono giudicati di più, hanno meno pause reali, meno protezione dallo sguardo del gruppo, meno capacità di stare soli senza precipitare nel feed, meno continuità attentiva, meno corpo, meno natura, meno tempi non occupati. Tutto questo non produce automaticamente patologie gravi in ogni soggetto, certo. Ma costruisce un terreno più infiammabile. In un terreno così, ansia, depressione, ritiro, disregolazione emotiva, autolesionismo, crolli dell'autostima e pensieri di autoannientamento possono trovare più facilmente vie di ingresso e di consolidamento.

È importante chiarire un punto con massima attenzione. Non si deve usare il tema della sofferenza psichica giovanile in modo spettacolare o ricattatorio. Non serve gridare che tutto sta crollando per fare impressione. Serve invece capire come si costruisce il terreno della fragilità. Un giovane che dorme poco, vive dentro il confronto continuo, teme l'esclusione, sente la propria immagine costantemente esposta, fatica a stare nel silenzio, trova sollievo solo in stimoli rapidi, e non possiede più spazi sufficienti di risonanza reale, è un giovane che lotta ogni giorno con una quantità di pressione invisibile enorme. Non sempre crollerà. Ma vive già in una condizione di assedio.

La crudeltà del sistema sta anche qui. Ti fa pensare che il problema sia solo tuo. Se soffri, credi di non essere abbastanza forte. Se resti escluso, credi di non valere abbastanza. Se ti senti solo pur avendo tanti contatti, credi di essere sbagliato. Se un contenuto ti ferisce, ti dici che dovresti imparare a fregartene. Così l'ambiente viene assolto e la persona si colpevolizza. È una dinamica terribile, perché trasforma una sofferenza in atto in una prova contro il soggetto stesso.

Molti adulti, di fronte a questa crisi, alternano due errori. O minimizzano, dicendo che ai loro tempi era uguale e che i ragazzi di oggi sono solo più deboli. Oppure si spaventano e reagiscono solo con divieti frettolosi, senza costruire un'alternativa di senso, di relazione, di presenza. Nessuna delle due strade basta. Servono adulti capaci di vedere sia la struttura sia la ferita concreta. Servono parole che non umilino. Servono luoghi reali in cui i giovani possano sperimentare appartenenza senza metrica, conflitto senza esposizione permanente, amicizia senza performance, vicinanza senza algoritmo.

Il contrasto al cyberbullismo, in questo quadro, non può ridursi a campagne generiche sul rispetto. Il rispetto è necessario, certo, ma non basta. Bisogna lavorare sulla cultura dello sguardo, sulla responsabilità dell'immagine, sulla natura persistente dell'umiliazione digitale, sulla codardia specifica della violenza mediata dallo schermo, sulla capacità di riconoscere il branco mentre si forma. Bisogna educare a capire che condividere una ferita altrui non è leggerezza, è partecipazione a un danno. Che ridere nel posto sbagliato significa spesso rafforzare un meccanismo di distruzione. Che il silenzio del gruppo non è neutro. È parte dell'ambiente in cui la vittima si sente o meno abbandonata.

Ma la questione più grande resta forse la solitudine. Perché anche quando non c'è violenza esplicita, una società iperconnessa può produrre isolamento profondo. Il giovane passa da uno stimolo all'altro, da una chat all'altra, da una storia all'altra, eppure sente che la sua vita non tocca davvero nessuno. Questo sentimento, se si cronicizza, diventa devastante. Non toglie solo gioia. Togliendo risonanza, toglie anche forza di resistenza. Una persona molto sola è più vulnerabile al richiamo del feed, al confronto, al gruppo, alla dipendenza da approvazione, alla spirale dell'autosvalutazione. E così il sistema che le offre contatto apparente diventa anche il sistema che prolunga la sua fame.

Per questo occorre insistere su un punto. La vera alternativa non è il semplice spegnimento tecnico. È la ricostruzione di forme di presenza più dense. Un ragazzo ha bisogno di luoghi dove possa esserci senza esibirsi. Ha bisogno di amicizie dove non debba continuamente performare sé stesso. Ha bisogno di adulti che sappiano ascoltare senza subito giudicare. Ha bisogno di tempo condiviso non mediato solo dalla metrica. Ha bisogno di corpi, di sguardi, di attività, di fatica reale, di silenzi non minacciosi, di esperienze in cui la propria esistenza non dipenda da un segnale pubblico.

La buona notizia, anche qui, è che la ferita non coincide con il destino. Un giovane può essere aiutato a uscire da un circuito di confronto continuo. Può essere accompagnato a riconoscere la differenza tra contatto e legame. Può imparare che la propria vita non è meno reale perché meno visibile. Può essere protetto da ambienti più crudeli. Può ricostruire il senso di un'appartenenza non misurata. Può persino scoprire che la solitudine cambia natura quando non viene riempita subito con il rumore del feed, ma attraversata dentro relazioni sufficientemente buone.

Questa è una delle sfide più grandi del nostro tempo. Non basta connettere. Bisogna anche saper tenere. Non basta parlare. Bisogna saper ascoltare. Non basta essere visibili. Bisogna poter esistere senza performance continua. Non basta ridurre la distanza tecnica. Bisogna ricostruire una distanza umana giusta, in cui l'altro non sia soltanto pubblico, metrica o minaccia, ma presenza reale.

Proteggere i giovani significa restituire confini alla parola, al corpo, alla notte e alla dignità.

Capitolo 13

Studiare senza profondità

Studiare non significa soltanto ricevere informazioni: significa dare tempo a un pensiero perché diventi proprio.

Questo è esattamente uno dei punti in cui lo schiavismo digitale smette di essere solo un problema individuale e diventa una deformazione sociale. Non riguarda più soltanto il singolo ragazzo che controlla il telefono troppe volte, o il singolo studente che fatica a concentrarsi. Riguarda il fatto che l'intera architettura dell'apprendimento viene investita da un ambiente che premia la velocità, il frammento, la reazione, l'interruzione, il passaggio continuo da uno stimolo all'altro. In una simile cornice la scuola non è più soltanto un luogo di formazione. Diventa una trincea. E leggere un libro fino in fondo, restare dentro un argomento difficile, seguire una lezione senza spezzarsi, smette di apparire normale. Diventa quasi un'impresa controcorrente.

Per capire la profondità del problema bisogna partire dalla lettura. La lettura profonda non è soltanto un'abitudine culturale elegante. È una tecnologia mentale di altissimo livello. Leggere davvero significa sostenere l'attenzione abbastanza a lungo da entrare in un ritmo che non coincide con l'impulso immediato. Significa tollerare la lentezza, reggere una complessità sintattica, tenere in memoria ciò che si è letto poche pagine prima, fare inferenze, immaginare, confrontare, costruire un mondo interiore mentre si segue il movimento di una frase. Tutto questo allena una forma di mente diversa da quella richiesta dal feed.

Il feed chiede rapidità di selezione. La lettura profonda chiede permanenza. Il feed premia l'impatto immediato. La lettura premia la maturazione. Il feed abitua a decidere in un secondo se restare o scorrere. La lettura chiede di attraversare anche i passaggi meno scintillanti per arrivare a una visione più alta. Il feed produce reazione. La lettura profonda produce integrazione. Non sono semplicemente due attività diverse. Sono due pedagogie della mente.

Per questo tanti giovani non stanno perdendo solo l'abitudine ai libri. Stanno rischiando di perdere la familiarità con un'intera forma di coscienza. Una coscienza che sa restare, collegare, ricordare, rallentare, sopportare il non immediato. Quando uno studente dice che non riesce più a leggere più di poche pagine senza sentire il bisogno di controllare il telefono, non sta semplicemente confessando una piccola debolezza personale. Sta raccontando lo scontro tra due ecologie mentali. Da una parte la cultura della concentrazione. Dall'altra la cultura dell'interruzione.

La scuola, in teoria, dovrebbe essere il luogo che difende la prima. Dovrebbe essere uno spazio protetto in cui l'attenzione viene raccolta, allenata, guidata verso forme più stabili. Dovrebbe trasmettere ai giovani il senso che capire qualcosa richiede tempo, che la complessità non va temuta, che il sapere non è una raffica di stimoli ma un lavoro di assimilazione. Ma negli ultimi anni la scuola si è trovata sempre più spesso a operare dentro un ambiente che sabota proprio le condizioni di questo lavoro. Gli studenti arrivano già saturi di segnali. Portano in classe il sonno ridotto, la mente frammentata, la soglia della noia abbassata, il confronto sociale acceso, il richiamo del telefono interiorizzato. La lezione comincia già in svantaggio.

Molti insegnanti lo sentono fisicamente. Non parlano più a menti semplicemente distratte, ma a menti contese. La classe non è più uno spazio relativamente chiuso in cui il sapere può guadagnare centralità per un certo numero di minuti. È uno spazio attraversato da una concorrenza invisibile. Anche quando i telefoni sono in tasca, anche quando sono spenti, anche quando non vibrano, esistono nella mente degli studenti come possibilità di fuga, di sollievo, di stimolo alternativo. È una novità enorme. La sola presenza potenziale del dispositivo cambia il campo attentivo.

Qui bisogna dire una cosa con grande chiarezza. Il problema non è solo il cheating, la copiatura, l'uso improprio del telefono per cercare risposte. Quello è l'aspetto più grossolano. Il problema più profondo è che la scuola chiede un tipo di mente che il resto dell'ambiente allena sempre meno. Chiede di stare su un testo, su un problema, su una spiegazione, su un esercizio, su una domanda aperta. Chiede di tollerare frustrazione cognitiva. Chiede di accettare che non tutto sia immediatamente gratificante. Chiede di passare per il non sapere, che è uno stato psicologicamente scomodo ma indispensabile. L'economia dell'attenzione, al contrario, abitua a una disponibilità continua di stimoli, risposte, scorciatoie, sollievi rapidi. È inevitabile che tra queste due logiche si apra un conflitto.

Questo conflitto produce una povertà dell'apprendimento che va capita bene. Non significa necessariamente che i giovani sappiano meno cose in senso assoluto. A volte sanno moltissime cose, hanno accesso rapido a informazioni che altre generazioni non avevano, navigano con agilità tra linguaggi diversi, possiedono intuizioni visive, tecniche, relazionali anche notevoli. La povertà dell'apprendimento è qualcosa di più specifico. È l'indebolimento della capacità di trasformare informazione in sapere stabile. È la difficoltà a passare dalla superficie al concetto, dal dato alla struttura, dall'esempio all'idea, dalla reazione all'argomentazione.

Molti studenti, se interrogati su un argomento appena studiato, mostrano proprio questa fatica. Hanno letto, forse hanno anche sottolineato, magari hanno guardato video riassuntivi, schemi, contenuti rapidi, ma il sapere non ha ancora preso corpo. Manca la connessione interna. Mancano i ponti. Manca quella lenta digestione che trasforma una nozione in strumento mentale. Questa è la povertà dell'apprendimento. Non l'assenza completa di dati, ma la debolezza della loro integrazione.

Qui torna decisiva la lettura profonda. Un libro, un saggio, un manuale, una pagina ben scritta, costringono il cervello a fare un tipo di lavoro che nessuna sequenza di stimoli rapidi può sostituire davvero. Costringono a seguire un filo. A dare tempo a una frase di aprirsi. A sopportare un passaggio difficile. A tenere insieme un prima e un dopo. A lasciar sedimentare un lessico. A distinguere sfumature. A capire che una parola precisa vale più di dieci impressioni vaghe. Quando questa esperienza si rarefà, non si perde solo l'amore per i libri. Si indebolisce il muscolo stesso del pensiero articolato.

Bisogna anche sottolineare un altro aspetto. La lettura profonda è una scuola di interiorità. Quando leggi davvero, non ricevi solo contenuti. Costruisci uno spazio interno capace di accoglierli. Ti abitui a stare da solo con una voce che non è la tua senza esserne subito espulso. Ti abitui a non cambiare scena ogni pochi secondi. Ti abitui a non essere continuamente chiamato. Ti abitui a una libertà che non ha bisogno di eccitazione costante. Anche per questo leggere è un atto così controcorrente nell'epoca dell'attenzione estratta. Perché forma un soggetto meno interrompibile.

La scuola, però, non può limitarsi a dire agli studenti che leggere è importante. Deve anche ricostruire le condizioni che rendono possibile la lettura. E qui la questione diventa culturale e politica. Se una società permette che bambini e adolescenti crescano dentro ambienti che erodono sistematicamente pazienza, silenzio, continuità, e poi chiede alla scuola di produrre concentrazione come per magia, sta scaricando su insegnanti e studenti un compito quasi impossibile. La scuola non può vincere da sola contro un ecosistema che monetizza la distrazione.

Questo non significa che la scuola sia impotente. Significa però che deve smettere di pensarsi come se il contesto esterno non esistesse. Non basta aggiornare programmi o introdurre nuove tecnologie in classe sperando che il problema si sciolga. A volte, anzi, l'introduzione acritica di ulteriori schermi peggiora la situazione, perché rafforza proprio il regime di frammentazione che si dovrebbe contrastare. La questione non è essere contro la tecnologia in modo astratto. La questione è capire quale tecnologia allena quale forma di mente.

Se una piattaforma didattica abitua alla dispersione, alle finestre multiple, ai richiami continui, alla navigazione rapida senza sedimentazione, può anche essere efficiente in superficie ma povera in profondità. Se invece un ambiente di studio protegge continuità, attenzione, chiarezza, tempi di lavoro non interrotti, allora diventa alleato della formazione. La differenza non è tra analogico e digitale in senso ideologico. La differenza è tra strumenti che rafforzano il sapere e strumenti che rafforzano l'interruzione.

Per questo il vero dibattito educativo del nostro tempo non dovrebbe essere solo quanti dispositivi usare, ma quale struttura attentiva vogliamo formare. Vogliamo giovani capaci di reggere un testo lungo, un ragionamento complesso, una fatica senza ricompensa immediata, una domanda aperta senza risposta pronta? Oppure ci stiamo rassegnando a formare menti che sanno orientarsi tra stimoli ma faticano a entrare davvero in qualcosa? Questa domanda è decisiva, perché riguarda non solo la scuola ma la qualità futura della cittadinanza, del lavoro, della cultura, perfino della democrazia.

Una società che non sa più leggere in profondità è una società più manipolabile. Perché capisce meno le sfumature, sopporta meno la complessità, preferisce soluzioni semplici, slogan, semplificazioni, emozioni forti, narrazioni polarizzate. Il pensiero lungo protegge dalla presa immediata dell'urgenza emotiva. Il pensiero franto, invece, è più esposto alla propaganda, alla rabbia organizzata, alla falsa evidenza delle cose semplici. Difendere la lettura profonda e la qualità dell'apprendimento significa allora difendere anche una certa dignità della vita pubblica.

Per i giovani questo va detto con franchezza ma senza paternalismo. Non si tratta di rimproverarli perché leggono meno o perché si distraggono di più. Si tratta di aiutarli a vedere il conflitto in cui sono immersi. Il loro cervello non è pigro per natura. È spesso sovraesposto a un ambiente che addestra alla dispersione. La loro fatica non è una colpa morale. È anche l'effetto di una struttura che rende sempre più difficile il lavoro lento del sapere. Capire questo cambia tutto. Perché sposta la questione dalla vergogna individuale alla responsabilità culturale.

Naturalmente nessuna nostalgia da sola può bastare. Non ha senso limitarsi a dire che si stava meglio quando si leggeva di più. Il punto non è idealizzare il passato, ma riconoscere che alcuni strumenti mentali essenziali rischiano di atrofizzarsi se non vengono allenati. La concentrazione lunga, la comprensione testuale profonda, la memoria concettuale, la capacità di seguire una catena argomentativa, la pazienza di restare dentro una difficoltà, non sono automatismi garantiti per sempre. Sono competenze vive. Se non vengono coltivate, si indeboliscono.

La buona notizia è che possono essere ricostruite. Uno studente può reimparare a leggere per blocchi più lunghi. Può reimparare a tollerare la noia iniziale che precede l'immersione. Può scoprire che dopo i primi minuti di resistenza la mente cambia stato e il testo comincia ad aprirsi. Può accorgersi che studiare senza interruzioni non è solo più produttivo, ma anche meno umiliante, perché restituisce una sensazione di consistenza interiore. Ma perché questo accada servono ambienti, rituali, protezioni, adulti credibili, scuole che abbiano il coraggio di difendere il tempo mentale e non di consegnarlo interamente al flusso.

La povertà dell'apprendimento, in fondo, non è solo una questione scolastica. È il nome di una società che riceve molto e assimila poco, che comunica molto e comprende poco, che reagisce molto e integra poco. La scuola è il luogo in cui questa deformazione diventa visibile perché lì si misura subito: nella pagina che non regge, nella lezione che si spezza, nel libro che respinge, nella memoria che non sedimenta, nella difficoltà a costruire pensiero con continuità. Ma il problema nasce fuori e poi entra in classe.

Per questo la riconquista non può essere affidata solo alla buona volontà degli insegnanti o allo sforzo individuale degli studenti. Serve una scelta culturale più ampia. Restituire autorevolezza al silenzio. Ridare valore al testo lungo. Smontare l'idea che tutto debba essere rapido, intuitivo, immediatamente gratificante. Difendere il diritto dei giovani a una mente non continuamente perforata. Ricostruire una pedagogia della durata. Solo così la scuola potrà tornare a essere non il luogo residuale che resiste al flusso, ma uno degli spazi in cui si forma una libertà mentale più alta.

Una scuola che difende la lentezza non è fuori dal tempo. È uno degli ultimi luoghi in cui il tempo umano può essere protetto.

La povertà dell'apprendimento si estende all'intera società. Una mente che fatica a studiare fatica anche a deliberare, giudicare, dissentire e partecipare.

Capitolo 14

Lo sciame

Una comunità riconosce i volti. Lo sciame riconosce soltanto il movimento.

Molti cittadini credono ancora che i social siano soprattutto un'estensione della libertà di parola. In parte è vero. Hanno aperto spazi di espressione, di denuncia, di testimonianza, di organizzazione rapida. Hanno permesso a persone escluse dai vecchi canali di parlare, di farsi vedere, di trovare pubblici, comunità, alleati. Il problema è che questa apertura non è avvenuta in uno spazio neutro. È avvenuta dentro infrastrutture private che guadagnano non dalla qualità del discorso, ma dall'intensità della reazione. È qui che la libertà di parola viene silenziosamente deformata. Non viene soppressa in blocco. Viene organizzata in modo da premiare ciò che accende, divide, scandalizza, indigna, eccita, radicalizza.

Per capire questo passaggio bisogna fermarsi su una parola che descrive bene il nostro tempo: sciame. Il filosofo Byung Chul Han l'ha usata per indicare una forma nuova di aggregazione sociale. La folla classica, pur con tutte le sue ambiguità, possedeva almeno in parte una direzione, una durata, un corpo, un ritmo collettivo, un luogo fisico, talvolta perfino una disciplina. Lo sciame digitale è diverso. È composto da individui separati, fisicamente dispersi, connessi da una simultaneità di reazioni più che da una vera esperienza comune. Non cammina davvero insieme. Vibra insieme. Non costruisce necessariamente un noi. Produce spesso una moltiplicazione di impulsi paralleli.

Questa distinzione è decisiva. Una società fatta di individui continuamente reattivi, sempre pronti a commentare, attaccare, rilanciare, scandalizzarsi, ma raramente capaci di sostare, approfondire, deliberare, non è una società più viva. È una società più eccitabile. E una società eccitabile è più facilmente governabile da chi controlla i circuiti della visibilità. Lo sciame non pensa lentamente. Colpisce. Si sposta. Si accende. Si spegne. Riparte altrove. Nel frattempo lascia dietro di sé un terreno emotivamente consumato, una memoria pubblica breve e una soglia sempre più bassa per l'indignazione.

Qui si apre la questione della politica dell'indignazione. Nelle piattaforme digitali la rabbia non è soltanto un'emozione tra le altre. È una delle emozioni economicamente più redditizie. Un contenuto che indigna viene commentato di più, condiviso di più, discusso di più, rilanciato di più. Tiene il soggetto dentro la piattaforma. Lo spinge a reagire. Gli fa sentire che deve prendere posizione subito. L'indignazione, così, smette di essere solo una risposta morale a un'ingiustizia reale e diventa anche un carburante perfetto per il traffico digitale.

È importante non fraintendere. Esistono indignazioni giuste. Esistono scandali che devono essere denunciati. Esistono ingiustizie che meritano parole forti, mobilitazione, presa di posizione. Il problema non è l'indignazione in quanto tale. Il problema nasce quando intere architetture di comunicazione vengono ottimizzate per farla emergere, moltiplicarla e mantenerla ad alta temperatura, indipendentemente dalla profondità della comprensione. In quel caso l'indignazione smette di essere una risposta morale proporzionata e diventa una modalità permanente del discorso pubblico.

Questo produce conseguenze enormi. La prima è la compressione del tempo. Ogni fatto deve essere giudicato subito. Ogni evento deve generare una reazione quasi istantanea. Ogni complessità viene vissuta come sospetto ritardo. Chi prova a capire viene talvolta trattato come uno che sta relativizzando. Chi introduce sfumature appare tiepido. Chi invita alla prudenza sembra debole. Il risultato è che la società perde gradualmente la capacità di separare l'urgenza dall'importanza, il segnale dalla struttura, l'episodio dal processo. Vive sempre più nel registro dell'allarme.

La seconda conseguenza è la polarizzazione. Le piattaforme tendono a favorire contenuti che dividono nettamente, perché la divisione produce più energia di una discussione ragionata. Una posizione sfumata trattiene meno di uno scontro. Un'analisi complessa trattiene meno di una contrapposizione netta. Una domanda aperta trattiene meno di una sentenza. Così il dibattito pubblico si sposta progressivamente verso forme più binarie. O stai di qua o stai di là. O condanni subito o sei complice. O applaudi o vieni espulso. Le zone intermedie, che sono spesso quelle in cui il pensiero lavora davvero, vengono erose.

La terza conseguenza è il mutamento del rapporto tra verità e visibilità. In una sfera pubblica sana una tesi dovrebbe acquisire forza perché è ben fondata, ben argomentata, coerente con i fatti, capace di reggere controllo e critica. Nelle piattaforme ad alto ingaggio, invece, una tesi può acquisire forza soprattutto perché è stata vista, rilanciata, reagita, commentata, memificata. La visibilità smette di essere effetto secondario della verità e diventa spesso la sua sostituzione. Ciò che circola molto appare più vero, o almeno più reale, anche quando è solo più compatibile con le logiche dell'algoritmo.

Questo non significa che la verità scompaia del tutto. Significa che viene immersa in un ambiente che la costringe a competere in condizioni svantaggiose. Il falso semplice, il falso sensazionale, il falso confermativo, il falso rabbioso, possiedono spesso un vantaggio naturale su ciò che chiede tempo, verifica, contesto, distinzione. Per questo una società deformata dal digitale non è solo una società più rumorosa. È una società in cui il criterio di priorità si sposta. Conta di più ciò che cattura che ciò che spiega. Conta di più ciò che incendia che ciò che illumina.

A questo punto bisogna osservare il ruolo del corpo collettivo. Una comunità politica matura ha bisogno di tempi lenti. Ha bisogno di istituzioni, di dibattito, di memoria, di ascolto, di procedure, di mediazioni, di luoghi in cui il conflitto non venga negato ma nemmeno ridotto a pura combustione. Le piattaforme, invece, tendono a erodere proprio queste forme di mediazione. Saltano i passaggi. Portano tutto sul piano dell'impatto immediato. Trasformano ogni individuo in terminale reattivo. E così il corpo collettivo si scompone. Restano moltissime voci, ma meno spazio comune in cui quelle voci possano diventare qualcosa di più di un rumore simultaneo.

È qui che lo sciame digitale mostra il suo volto più politico. Una moltitudine continuamente eccitata non coincide con un popolo consapevole. Una società che commenta tutto non coincide con una società che comprende. Una comunità che reagisce a ogni notizia non coincide con una comunità che costruisce giudizio. Anzi, l'eccesso di reazione può svuotare proprio la capacità di costruire giudizio. Se ogni giorno produce scandalo, il cervello collettivo si abitua allo scandalo. Se ogni fatto viene presentato come decisivo, diventa più difficile riconoscere ciò che è davvero storico. L'inflazione dell'urgenza genera ottundimento.

Molti giovani crescono esattamente dentro questa atmosfera. Non incontrano la politica per la prima volta attraverso testi lunghi, dibattiti strutturati, storie, istituzioni, processi, pensiero storico. La incontrano spesso attraverso clip, slogan, frasi decontestualizzate, litigi virali, indignazioni a ciclo rapido, umiliazioni pubbliche, meme politici, conflitti ridotti a postura identitaria. Questo non significa che non possano sviluppare una coscienza forte. Significa però che la loro prima alfabetizzazione pubblica avviene spesso in un ambiente che premia la reazione più dell'elaborazione.

Qui si comprende anche la funzione del branco digitale. Quando un contenuto moralmente potente emerge, la pressione a schierarsi diventa rapidissima. Il soggetto non sente solo il richiamo del contenuto. Sente il richiamo del gruppo che sta già reagendo. Vede il branco che si forma e sa che il ritardo può essere letto come ambiguità. Questo produce un conformismo particolare. Non il conformismo tranquillo delle società tradizionali. Un conformismo nervoso, accelerato, performativo. Bisogna essere dalla parte giusta e dimostrarlo subito. In questo contesto il pensiero indipendente può essere scambiato per esitazione morale.

Una parte della crudeltà del nostro tempo nasce proprio qui. Il digitale ha reso più facile la denuncia, ma anche la gogna. Ha reso più semplice rendere visibile un abuso, ma anche trasformare la giustizia in punizione spettacolare. Ha reso possibile la mobilitazione rapida, ma anche il linciaggio simbolico. Ogni volta che la collettività perde il senso della proporzione, della verifica, del contesto, della possibilità di errore e di correzione, il discorso pubblico si sposta dalla giustizia alla combustione. Non si vuole più capire che cosa è accaduto. Si vuole vedere qualcuno bruciare.

Questo non è un incidente marginale. È la logica stessa dell'ambiente che tende a favorire la drammatizzazione, la semplificazione morale, l'identificazione immediata di colpevoli e alleati, la velocità punitiva. E poiché tutto questo trattiene moltissimo, il sistema lo ripremia. La piattaforma non ama la moderazione, perché la moderazione produce meno tempo di permanenza. Non ama la complessità, perché la complessità richiede lavoro cognitivo e rallenta il gesto impulsivo. Non ama il dubbio, perché il dubbio rallenta la reazione. In questo senso la politica dell'indignazione non è un semplice effetto collaterale. È una forma altamente compatibile con il modello di business.

Va anche detto che questa deformazione cambia il rapporto dei cittadini con le istituzioni. Le istituzioni democratiche sono lente per ragione. La legge è lenta. Il processo è lento. L'indagine è lenta. La deliberazione parlamentare è lenta. La scuola è lenta. La ricerca è lenta. Ma una società educata al feed percepisce la lentezza spesso come sospetta. Se tutto dovrebbe essere immediato, allora ogni mediazione appare come tradimento, ogni verifica come scusa, ogni procedura come ostacolo. Così cresce una cultura dell'impazienza pubblica che può logorare la fiducia nelle forme stesse della democrazia.

Una democrazia, però, non può vivere solo di reazione. Ha bisogno di cittadini che sappiano distinguere tra fatto e narrativa, tra caso e struttura, tra giustizia e spettacolo, tra mobilitazione e branco. Se questa capacità si indebolisce, la sfera pubblica somiglia sempre di più a un feed emotivo. E un feed emotivo è un pessimo sostituto di una comunità politica. È troppo veloce per ricordare, troppo acceso per riflettere, troppo frammentato per costruire continuità.

Per questo lo sciame digitale non va pensato soltanto come una metafora suggestiva. È una descrizione rigorosa di una forma di aggregazione deformata. Gli individui sono connessi, ma spesso non costruiscono vero spazio comune. Si muovono all'unisono su certe parole d'ordine, ma non necessariamente condividono un'elaborazione. Possono colpire insieme, ma non deliberare insieme. Possono accendersi per ore su un caso e dimenticarlo il giorno dopo. Il sistema ottiene così una popolazione costantemente reattiva, ma non necessariamente più consapevole.

La domanda decisiva, a questo punto, è politica nel senso pieno del termine. Che tipo di cittadino produce un ecosistema simile? Produce soggetti velocissimi a reagire, ma meno capaci di pensare con durata. Produce individui fortemente sensibilizzati al segnale morale, ma spesso poco allenati al contesto. Produce persone continuamente informate, ma spesso deboli nella gerarchia delle priorità. Produce partecipazione, sì, ma anche saturazione, cinismo, stanchezza e rabbia intermittente. Non è poco. È una mutazione del carattere pubblico.

Eppure anche qui non tutto è perduto. Capire il meccanismo è già una forma di liberazione. Un giovane che comprende che l'indignazione può essere giusta ma anche sfruttata, che la viralità non coincide con la verità, che il branco digitale non coincide con il bene comune, che la lentezza istituzionale non è sempre codardia ma a volte garanzia, comincia già a uscire da una posizione puramente reattiva. Non smette di sentire. Impara però a non consegnare ogni emozione alla macchina che la monetizza.

Il compito della riconquista, qui, è altissimo. Significa ricostruire una cultura della parola lenta, della verifica, della lettura, del contesto, del conflitto non urlato, della differenza tra giustizia e punizione spettacolare. Significa restituire valore alla mediazione senza trasformarla in burocrazia sterile. Significa insegnare ai giovani che non ogni chiamata all'urgenza merita la loro energia intera, che non ogni scandalo è strutturalmente decisivo, che non ogni reazione collettiva è vera coscienza politica. In una parola, significa ricostruire il giudizio.

Il compito è impedire che la rete cancelli il volto umano dietro ogni gesto.

Capitolo 15

Il governo invisibile

L'algoritmo non è soltanto una formula. È una porta. Decide che cosa passa, che cosa resta indietro, che cosa viene visto da milioni di persone e che cosa scompare senza rumore.

L'espressione può sembrare astratta, ma in realtà descrive qualcosa di molto concreto. Per secoli il capitalismo ha estratto valore da risorse naturali, da materie prime, da forza lavoro, da macchine, da tempo umano organizzato nella fabbrica, nell'ufficio, nel commercio. Oggi una parte decisiva dell'economia digitale ha compiuto un salto ulteriore. Non si limita più a vendere servizi o prodotti. Estrae valore dai comportamenti. Dalle tracce che lasciamo. Dal modo in cui scorriamo, clicchiamo, ci fermiamo, reagiamo, compriamo, aspettiamo, torniamo, esitiamo, guardiamo, fuggiamo, restiamo.

Questo è il punto da capire bene. L'esperienza umana non è più soltanto vissuta. Viene continuamente registrata, tradotta in dati, analizzata, aggregata, confrontata, trasformata in previsione. Ogni gesto digitale, anche minimo, può diventare informazione economicamente utile. Quanto tempo resti su un contenuto. A che ora apri l'app. Quanto velocemente scorri. Su quali immagini ti fermi di più. Se compri dopo aver visto due volte un annuncio. Se torni su un profilo. Se scrivi e poi cancelli un messaggio. Se reagisci a un tono aggressivo o a uno consolatorio. Tutto questo, isolatamente, può sembrare irrilevante. Ma su larga scala diventa miniera.

Qui si comprende perché la parola sorveglianza non sia un'esagerazione. Non si tratta soltanto di vedere che cosa fai in senso grossolano. Si tratta di costruire una conoscenza sistematica del tuo comportamento. Non una conoscenza umana, narrativa, empatica. Una conoscenza statistica, predittiva, operativa. Il sistema non ha bisogno di capirti come ti capirebbe un amico o uno psicologo. Gli basta capire abbastanza dei tuoi pattern per orientare ciò che ti verrà mostrato dopo, per aumentare la probabilità che tu resti, clicchi, compri, reagisca, torni. È qui che la sorveglianza smette di essere semplice osservazione e diventa infrastruttura di governo.

Molti utenti immaginano ancora il rapporto con le piattaforme in modo ingenuo. Pensano di usare gratuitamente un servizio in cambio di qualche pubblicità. La realtà è più dura. Non siamo semplicemente spettatori di annunci. Siamo fonti di materia prima comportamentale. Le nostre vite vengono scomposte in segnali. Questi segnali vengono poi raffinati in modelli che servono a prevedere e influenzare condotte future. Il prodotto finale, in molti casi, non è neppure il contenuto che vediamo. È la capacità del sistema di vendere accesso mirato alla nostra probabilità di comportamento.

Questa è la grande mutazione. Il capitalismo classico vendeva beni, servizi, lavoro, merci. Il capitalismo della sorveglianza vende anche futuri. Vende la possibilità di intervenire su ciò che è probabile che un soggetto faccia. Vende la capacità di posizionare un messaggio, un contenuto, un richiamo, un'offerta, nel momento in cui l'utente è più disponibile. E più il sistema riesce a leggere quella disponibilità, più aumenta il suo valore economico. Per questo la cattura dell'attenzione non è un effetto collaterale. È il presupposto dell'estrazione. Se non resti, non produci abbastanza tracce. Se non produci abbastanza tracce, il sistema conosce meno. Se conosce meno, vende peggio le sue capacità predittive.

Qui entra in scena il potere algoritmico. Anche questa formula va capita bene. Un algoritmo, in sé, non è una creatura misteriosa o demoniaca. È una sequenza di istruzioni, un insieme di regole operative, un modello che ordina priorità. Ma quando gli algoritmi vengono nutriti da enormi quantità di dati comportamentali e inseriti in piattaforme che gestiscono l'attenzione di miliardi di persone, smettono di essere semplici strumenti tecnici. Diventano dispositivi di organizzazione del visibile. Decidono, in parte, che cosa emerge, che cosa sparisce, che cosa ti viene incontro, che cosa resta periferico, che cosa si ripete, che cosa viene rafforzato.

Questo significa che il potere algoritmico non consiste solo nel calcolare. Consiste nel selezionare il mondo che ti apparirà. E il mondo che ti appare non è mai neutro. Se un sistema ti mostra con più frequenza contenuti rabbiosi, il tuo paesaggio emotivo cambia. Se ti mostra continuamente corpi perfetti, cambia il tuo rapporto con il tuo corpo. Se privilegia certi temi politici, cambia la tua percezione delle priorità. Se ti propone sempre contenuti compatibili con ciò che hai già mostrato di gradire, restringe il campo dell'incontro con il diverso.

L'algoritmo non ti dice soltanto che cosa potresti voler vedere. Ti costruisce lentamente l'ambiente in cui ciò che vuoi e ciò che ti viene offerto si avvolgono l'uno sull'altro.

Per questo il potere algoritmico è così difficile da percepire. Non agisce quasi mai come un comando esplicito. Non ordina frontalmente. Non impone in modo teatrale. Organizza invece un campo di probabilità. Aumenta la presenza di certi stimoli. Riduce la visibilità di altri. Premia alcune condotte. Rende più facili alcuni percorsi. Allunga la permanenza in certe zone dell'esperienza. È un potere morbido, ma proprio per questo molto efficace. Non ti toglie formalmente la libertà. La piega. La orienta. La accompagna in un ambiente che è già stato ottimizzato per ottenere da te certe reazioni.

Questo è uno dei punti più radicali. La libertà contemporanea non viene spesso repressa nel senso classico. Viene anticipata. L'utente si sente libero perché sceglie tra molti contenuti, molte possibilità, molte voci. Ma quelle possibilità gli arrivano già filtrate, ordinate, gerarchizzate, impacchettate in modo da massimizzare determinati esiti. La libertà resta formalmente intatta e sostanzialmente modulata. È una forma di governo che non ha bisogno di urlare. Le basta conoscere abbastanza bene i comportamenti collettivi per rendere più probabili certi percorsi.

Qui bisogna anche capire il rapporto tra sorveglianza e personalizzazione. La personalizzazione viene spesso presentata come un favore all'utente. Ti mostriamo ciò che ti interessa. Ti facciamo risparmiare tempo. Ti evitiamo il rumore. Ti offriamo un'esperienza più adatta a te. In parte questo è vero. Ma questa verità pratica non va scambiata per innocenza. La personalizzazione è anche una forma di cattura ottimizzata. Più il sistema impara chi sei, meglio sa trattenerti. Più sa trattenerti, più produce dati. Più produce dati, più raffina la personalizzazione. Si crea così un circolo chiuso, in cui il mondo visibile tende a somigliarti sempre di più, e proprio per questo ti lascia sempre meno spazio di vera alterità.

Questo restringimento del campo esperienziale ha effetti enormi. Ti sembra di vedere il mondo. In realtà stai spesso vedendo un ambiente adattato a ciò che hai già mostrato di premiare. Ti sembra di informarti liberamente. In realtà una parte delle tue fonti viene selezionata da sistemi che massimizzano il coinvolgimento. Ti sembra di scegliere. In realtà scegli dentro un orizzonte già lavorato. È questa una delle grandi differenze tra la vecchia mediazione culturale e la mediazione algoritmica. La vecchia mediazione aveva filtri, sì, ma spesso relativamente visibili e discutibili. La mediazione algoritmica, invece, è opaca. Si aggiorna continuamente. Impara da te mentre agisce su di te.

A questo punto si capisce perché il capitalismo della sorveglianza produca una concentrazione di potere così anomala. Chi controlla le infrastrutture digitali non possiede soltanto aziende ricchissime. Possiede una conoscenza asimmetrica del comportamento collettivo. Sa molte più cose su come reagiscono milioni di persone di quante quelle persone sappiano sul modo in cui vengono studiate. Questa asimmetria è cruciale. Significa che il rapporto tra utente e piattaforma non è tra pari. Da una parte c'è il soggetto che lascia tracce. Dall'altra c'è un apparato che le analizza con strumenti, modelli, capacità di calcolo e quantità di dati radicalmente irraggiungibili per il singolo.

Quando una simile asimmetria cresce troppo, il problema smette di essere solo economico e diventa politico. Non perché ogni azienda digitale sia automaticamente un regime. Ma perché una concentrazione tanto alta di capacità predittiva, infrastrutturale e attentiva entra inevitabilmente in tensione con l'autonomia dei cittadini e con la qualità delle istituzioni democratiche. Se pochi soggetti privati possono modellare ciò che miliardi di persone vedono, desiderano, temono e discutono, allora non siamo più dentro il semplice mercato. Siamo dentro un ordine di potere.

Va anche chiarito che questo potere non si esercita solo nella sfera commerciale. Si estende alla cultura, all'informazione, alla politica, alla salute mentale, al consumo, perfino alla temporalità quotidiana. Decide indirettamente quali temi salgono, quali cadono, quali emergenze sembrano prioritarie, quali immagini del corpo diventano normali, quali registri linguistici vengono premiati, quali stili di vita appaiono desiderabili. L'algoritmo, in questo senso, non è solo un meccanismo di distribuzione. È un produttore di realtà percepita.

Molti giovani lo vivono senza avere ancora gli strumenti per nominarlo. Hanno l'impressione che il mondo che appare loro sia semplicemente «il mondo». Non vedono sempre la mano che lo ordina. Eppure ciò che incontrano nello schermo è già passato attraverso un sistema di priorità che ha una logica economica precisa. Non è il mondo nella sua pienezza. È il mondo nella forma che trattiene di più, che accende di più, che polarizza meglio, che si adatta più finemente ai loro segnali precedenti. In altre parole, è un mondo già piegato verso la cattura.

Qui emerge anche un problema morale profondo. Se il sistema conosce sempre meglio le nostre vulnerabilità, fino a che punto è legittimo usarle per trarne profitto? Se sa quando siamo più fragili, più soli, più impulsivi, più stanchi, più influenzabili, fino a che punto può posizionare lì il proprio richiamo senza oltrepassare una soglia etica? Questa domanda è decisiva, soprattutto quando si parla di giovani. Perché un cervello adolescente, un soggetto stanco, una persona sola o in difficoltà emotiva, non incontrano l'algoritmo dalla stessa posizione di forza di un individuo teorico, lucido e perfettamente autonomo. Incontrano un sistema che sa intercettare i punti di cedimento.

Il capitalismo della sorveglianza si regge allora su una doppia operazione. Prima estrae. Poi orienta. Prima osserva ciò che fai. Poi usa ciò che ha osservato per aumentare la probabilità che tu faccia ciò che conviene al sistema. Non sempre in modo brutale. Non sempre con risultati totali. Ma in modo sufficiente a trasformare la spontaneità in materia lavorabile. E quando questo avviene su scala gigantesca, l'economia si trasforma in architettura del comportamento.

A questo punto diventa evidente perché le risposte individuali, pur necessarie, non bastino. Certo, un soggetto può proteggersi meglio, ridurre notifiche, limitare l'uso, cambiare abitudini, difendere il sonno, coltivare attenzione e corpo. Tutto questo è prezioso. Ma se il problema è anche sistemico, allora serve qualcosa di più. Servono regole, trasparenza, limiti, responsabilità pubblica, diritti aggiornati. Non si può lasciare che infrastrutture con un potere così vasto operino come se fossero semplici servizi neutri. Bisogna riconoscere che trattano una materia delicatissima: il comportamento umano.

Il primo passo di questa riconquista è teorico ma anche esistenziale. Smettere di pensare che ciò che accade online sia soltanto una questione di gusti personali. Cominciare a vedere l'economia che organizza il visibile. Cominciare a capire che il feed non è un innocente specchio dei nostri desideri, ma un dispositivo che li studia, li accompagna, li spinge, li sfrutta. Cominciare a sentire che la libertà mentale va difesa non solo dalle idee sbagliate, ma anche dalle architetture che trasformano la nostra vita quotidiana in materia prima predittiva.

Solo da questa consapevolezza può nascere una resistenza seria. Una resistenza che non sia nostalgia sterile, ma lucidità politica. Una resistenza che non demonizzi la tecnica in sé, ma rifiuti il modello che usa la tecnica per estrarre, prevedere e orientare senza vero controllo democratico. Una resistenza che ricordi, soprattutto ai giovani, che il loro tempo, la loro attenzione, i loro desideri, la loro vulnerabilità, non sono risorse naturali da saccheggiare. Sono parte della loro dignità.

Una democrazia che non comprende il potere algoritmico rischia di discutere in superficie mentre una parte decisiva della percezione collettiva viene ordinata altrove.

Capitolo 16

La noia perduta

La noia è stata una delle grandi maestre dell'infanzia. Oggi rischia di non arrivare mai fino in fondo.

Il primo grande errore da evitare è pensare la riconquista come un semplice gesto negativo. Spegni il telefono, chiudi l'app, elimina le notifiche, disinstalla, esci. Tutte queste pratiche possono essere utili, a volte necessarie, ma non bastano da sole. Un cervello catturato non guarisce nel vuoto. Se togli soltanto gli stimoli senza restituire una diversa ecologia dell'attenzione, il soggetto rischia di sentire soprattutto mancanza, nervosismo, astinenza, caduta di tono. La vera alternativa non è il nulla. È un altro tipo di nutrimento. E qui la natura, la lentezza e il diritto alla noia riemergono come strumenti di ricostruzione mentale, non come lussi romantici.

La natura, innanzitutto, non è semplicemente un paesaggio gradevole. Non è una decorazione per anime sensibili. Non è un contenuto «green» da contemplare con un filtro. La natura è un ambiente percettivo radicalmente diverso da quello digitale. Il mondo dello schermo è fatto di segnali saturi, cambi rapidi, interruzioni, colori ottimizzati, richiami espliciti, obiettivi di trattenimento. Il mondo naturale lavora in un altro modo. Non chiama con violenza. Non interrompe di continuo. Non monetizza la tua permanenza. Non è costruito per dividere il tuo sguardo in micro reazioni. Ti offre invece una trama di stimoli più lenta, più profonda, più compatibile con il ripristino dell'attenzione volontaria.

Qui entra in gioco una delle intuizioni più fertili della psicologia ambientale contemporanea, la cosiddetta Attention Restoration Theory. L'idea di fondo è semplice e potentissima. L'attenzione diretta, quella che usiamo per concentrarci, filtrare distrazioni, studiare, mantenere un compito, è una risorsa affaticabile. Quando viene usata troppo a lungo in ambienti che la stressano, si consuma. Gli ambienti naturali, invece, possono favorire un tipo di coinvolgimento più morbido, meno aggressivo, che permette alla mente di riprendersi. Non è un caso se, dopo una passeggiata vera in mezzo al verde, molte persone sentono una chiarezza diversa, un allentamento dell'irritazione, una maggiore capacità di tornare a pensare.

Questo punto va compreso bene, soprattutto per i giovani. Il sistema digitale addestra il cervello a restare in uno stato di semi allerta continua. Ti chiede di reagire, scegliere, saltare, confrontare, prevedere, controllare. La natura, quando è vissuta davvero e non consumata come scenario per contenuti, sospende in parte questa pressione. Non perché sia magica, ma perché offre una forma di attenzione non fondata sulla cattura. Il fruscio di un albero, una distesa d'acqua, il ritmo di un sentiero, il mutare della luce, la complessità silenziosa di un paesaggio, possono tenere lo sguardo aperto senza strapparlo. È una differenza enorme. Il cervello viene coinvolto senza venire assediato.

Molti giovani oggi non fanno quasi più esperienza di questo tipo di spazio. Vivono tra ambienti chiusi, tempi compressi, schermi, tragitti rapidi e pause immediatamente riempite. Anche quando escono, spesso portano il feed con sé. Camminano ma controllano. Guardano il panorama ma lo filtrano già come immagine. Vanno in un parco ma non lasciano davvero che il parco diventi ambiente. In questo senso la questione non è semplicemente «stare all'aperto». La questione è permettere alla percezione di cambiare regime. Uscire dalla logica della stimolazione intermittente e rientrare, almeno per un poco, in una temporalità meno estrattiva.

Qui si apre il tema del diritto alla noia. In un mondo che monetizza ogni secondo di attenzione, la noia diventa quasi scandalosa. Sembra un vuoto da colmare subito, un errore da correggere, una perdita da neutralizzare. Eppure la noia, quando non degenera in oppressione o torpore cronico, può essere una delle soglie più fertili della vita mentale. La noia è il momento in cui il sistema non ti sta già dando il prossimo stimolo. È il punto in cui la tua mente, se non viene narcotizzata immediatamente, comincia a cercare da sé una direzione, una domanda, un'immagine, una connessione. La noia è uno spazio non ancora colonizzato.

Per questo il diritto alla noia va pensato come un diritto cognitivo. Non si tratta di celebrare l'inerzia. Si tratta di difendere la possibilità che il cervello non sia costretto a vivere sempre sotto pressione di stimolo. Un bambino che non può mai annoiarsi cresce più dipendente dal richiamo esterno. Un adolescente che riempie ogni attesa con il telefono allena sempre meno la capacità di generare movimento interno. Un adulto che non sopporta più cinque minuti senza contenuti può essere molto efficiente e molto povero insieme. Restituire dignità alla noia significa allora restituire dignità a un tempo in cui la mente si rimette in moto da sola.

Molti giovani temono la noia perché, al primo impatto, la noia fa sentire il vuoto lasciato dalla stimolazione continua. Togli il feed e compare un senso di sospensione, quasi di perdita. È normale. È il segno che il sistema ha occupato molte pause che prima appartenevano al pensiero. Ma se quel primo disagio viene attraversato e non subito anestetizzato, succede qualcosa di importante. Tornano associazioni, emergono ricordi, compaiono idee, riaffiora una percezione più sottile del proprio stato interno. La mente comincia a respirare in proprio. Questo passaggio è delicato, ma decisivo. Perché mostra che il vuoto iniziale non era morte. Era soglia.

La natura e la noia si incontrano proprio qui. Entrambe riducono la tirannia dell'urgenza. Entrambe sospendono, in modi diversi, la presa immediata del sistema. Entrambe permettono al cervello di uscire dalla struttura della reazione continua. Una camminata senza telefono in mano. Un pomeriggio senza cuffie. Un viaggio in treno guardando fuori dal finestrino invece di scorrere. Una sosta in un giardino senza fotografare subito tutto. Un'ora di silenzio in cui non succede apparentemente niente di utile. Sono gesti piccoli, ma aprono una frattura nella continuità della cattura. E proprio perché piccoli, sono ripetibili, concreti, politicamente interessanti.

Va detto anche con grande chiarezza che la riconquista dell'attenzione non è un lusso per pochi privilegiati. Non deve diventare una specie di estetica elitaria della disconnessione. È vero che l'accesso a spazi verdi, tempi lenti e margini di respiro è distribuito in modo molto diseguale. Ed è proprio per questo che il tema è politico. Una società che lascia milioni di giovani chiusi in ambienti urbani saturi di stimoli, privi di natura reale, senza tempi non monetizzati, e poi chiede loro di autoregolarsi perfettamente, sta chiedendo un miracolo. Il diritto alla noia e alla restaurazione attentiva deve diventare anche una questione di città, di scuola, di orari, di architettura della vita quotidiana.

Qui si tocca uno dei punti più profondi. La libertà mentale non si difende soltanto dentro la testa. Si difende anche costruendo ambienti che non assediano continuamente la testa. Un ragazzo che ha accesso solo a stanze, corridoi, tragitti veloci, schermi, centri commerciali e rumori farà più fatica a sperimentare una mente diversa. Un ragazzo che può ancora incontrare alberi, terra, sentieri, acqua, silenzio, gioco non schermico avrà più possibilità di scoprire che la realtà possiede intensità non ridotte al feed. La natura, in questo senso, non è semplice benessere. È una forma di controeducazione alla cattura.

Questo non significa idealizzare tutto ciò che è naturale e demonizzare tutto ciò che è artificiale. Sarebbe infantile. Il punto non è la purezza. Il punto è la proporzione. Una vita interamente organizzata dal digitale tende a deformare la soglia di ciò che il cervello trova tollerabile, interessante, vivo. La natura e la noia aiutano a riallargare questa soglia. Restituiscono valore al lento, al poco, al non immediatamente eccitante. Rieducano la percezione a forme di intensità meno violente ma più profonde. In questo senso sono veri strumenti di riabilitazione cognitiva.

Molti giovani, quando riescono a stare per un po' fuori dal flusso, descrivono esperienze molto precise. All'inizio inquietudine. Poi una leggera disintossicazione. Poi il ritorno di una sensibilità dimenticata. Il corpo si distende. Lo sguardo si alza. Il respiro si allarga. Il tempo sembra meno compresso. Le idee ricominciano a farsi sentire. Non sempre avviene subito. Non sempre con dolcezza. Ma quando accade, si capisce qualcosa di fondamentale: la mente non era sparita. Era solo continuamente occupata.

Qui è importante anche il tema della continuità. Un singolo pomeriggio nel verde può fare bene. Ma la vera ricostruzione richiede pratica. Così come l'assuefazione digitale si costruisce per ripetizione, anche la restaurazione dell'attenzione ha bisogno di ripetizione. Non basta una gita. Serve una pedagogia del ritmo. Piccoli intervalli quotidiani senza stimolo. Tempo all'aperto non continuamente mediato. Scuola che difenda momenti di silenzio e lettura. Famiglie che non riempiano ogni attesa con uno schermo. Adulti che sappiano loro per primi tollerare un tempo non saturato. In altre parole, la liberazione non è un gesto eroico una volta sola. È una disciplina della restituzione.

La noia, poi, ha un altro merito enorme. Ridimensiona il principio della disponibilità continua. Insegna che non tutto deve accadere subito. Che non ogni attesa è fallimento. Che il tempo non va sempre ottimizzato. Questa è una lezione potentissima anche sul piano morale e politico. Perché il soggetto che reimpara ad aspettare, a stare, a non essere costantemente in caccia di stimolo, diventa meno ricattabile dall'urgenza artificiale. Più capace di desiderio lungo. Più resistente all'esca. Più disponibile a costruire invece di consumare.

Anche la scuola, qui, dovrebbe cambiare sguardo. Non basta difendere i contenuti. Bisogna difendere i ritmi cognitivi in cui quei contenuti possono essere assimilati. Un ragazzo che non ha mai il diritto di annoiarsi non svilupperà facilmente pensiero autonomo. Un ragazzo che vive in spazi chiusi e saturi, senza margini di esperienza sensoriale diversa, avrà più difficoltà a credere che la realtà non digitale possa essere abbastanza viva. Per questo educare alla natura e alla noia non è un extra decorativo. È una forma di igiene mentale collettiva.

Il diritto alla noia è anche il diritto a non essere sempre disponibili al mercato. È il diritto a un tempo che non debba produrre subito valore, dati, visibilità, performance. È il diritto a un pomeriggio non monetizzabile. A una camminata non condivisa. A un pensiero che non diventa contenuto. A una presenza che non viene trasformata in traccia. In questo senso la noia non è solo un'esperienza psicologica. È una micro insubordinazione al regime dell'attenzione estratta.

Naturalmente tutto questo non elimina da solo i problemi strutturali. La macchina resta. Gli algoritmi restano. Il modello economico resta. Ma la riconquista comincia sempre da luoghi concreti. Un cervello che riassapora la natura. Un giovane che scopre di poter stare senza stimolo per dieci minuti e poi per venti. Un corpo che rialza lo sguardo. Una classe che legge in silenzio. Un pomeriggio in cui nessuno corre a riempire subito ogni vuoto. È lì che il soggetto ricomincia a sentire che la propria attenzione non è solo una risorsa da estrarre. È una forma di vita da custodire.

La natura, l'attenzione restaurata e il diritto alla noia non sono quindi semplici rimedi di benessere. Sono i primi strumenti di una contro civiltà. Una civiltà che ricomincia a considerare legittimo il lento, il non immediatamente utile, il non ancora occupato, il non ancora visibile. Una civiltà che restituisce alla mente il diritto di non essere continuamente chiamata. Una civiltà che comprende che la libertà non è solo poter cliccare ovunque, ma poter anche non essere chiamati dappertutto.

Quando restituiamo ai giovani il diritto alla noia, restituiamo loro anche il diritto di incontrare un pensiero che non era stato programmato da nessuna piattaforma.

Capitolo 17

Il silenzio necessario

Lo stupore non nasce dove tutto arriva troppo in fretta. Ha bisogno di un margine, di una distanza, di un tempo in cui il mondo possa apparire.

Il mondo delle piattaforme vive di un principio molto semplice. Tenerti agganciato al livello più immediato della coscienza. Vuole che tu reagisca, non che contempli. Vuole che tu scorri, non che sostenga lo sguardo. Vuole che tu confronti, non che ti dissolva in qualcosa di più grande. Vuole che tu resti centrato su di te, sui tuoi segnali, sul tuo profilo, sulla tua immagine, sul tuo rendimento sociale. Lo stupore e il silenzio fanno il contrario. Rallentano l'ego. Aprono il campo. Spezzano l'ossessione dell'immediato. Restituiscono alla mente una verticalità che il feed non sa trattare.

Bisogna partire proprio dallo stupore. Lo stupore non è un'emozione infantile o decorativa. Non è un lusso poetico per anime delicate. È un'esperienza cognitiva fortissima. Accade quando ci troviamo davanti a qualcosa che eccede la misura abituale del nostro io. Un cielo pieno di stelle. Un bosco immenso. Un mare vero. Un'opera d'arte che ci supera. Una musica che apre uno spazio interiore più grande del nostro vocabolario. Una nascita. Un silenzio assoluto in montagna. In questi momenti non stiamo semplicemente «provando qualcosa di bello». Stiamo vivendo una sospensione della centralità del piccolo sé, cioè di quella bolla egocentrica in cui il digitale tende a rinchiuderci continuamente.

Le neuroscienze e la psicologia contemporanea stanno studiando sempre più seriamente questa esperienza. Quando proviamo stupore, la mente non si limita a registrare uno stimolo piacevole. Viene riorganizzata. Il mondo appare più grande. Il nostro problema immediato perde per un attimo il suo carattere assoluto. La percezione del tempo può cambiare. La ruminazione si allenta. Il corpo si calma. Persino alcuni indicatori fisiologici dello stress possono ridursi. In altre parole, lo stupore non ci intrattiene. Ci decentra. E questo decentramento è una forma di liberazione.

Qui si capisce la sua opposizione radicale al meccanismo del like. Il like ti riporta al tuo io sociale. Ti chiede continuamente come appari, quanto vali, quanto sei visto, quanto conti nel mercato dei segnali. Lo stupore fa il contrario. Ti ricorda che non sei il centro del mondo, ma non per umiliarti. Per liberarti. Ti mostra che esiste una grandezza che non ha bisogno della tua performance per esistere. Ed è proprio questa esperienza a diventare oggi terapeutica. Un giovane imprigionato nel confronto continuo ha bisogno non soltanto di essere rassicurato. Ha bisogno di uscire, almeno per momenti veri, dalla gabbia della propria esposizione incessante.

Il silenzio lavora in una direzione simile. Anche qui bisogna fare attenzione a non banalizzare. Il silenzio di cui parliamo non è semplicemente l'assenza di rumore meccanico. È una qualità di spazio mentale. È il venir meno, anche per poco, della pressione continua del segnale. È la possibilità di non essere chiamati, misurati, interrotti, provocati, sollecitati. Molti giovani oggi fanno pochissima esperienza di un silenzio simile. Hanno sempre una voce, una notifica, una musica, un video, un audio, un flusso, un commento, un sottofondo. Vivono in una saturazione continua. Ma una mente che non incontra mai il silenzio perde il contatto con parti di sé che parlano solo a bassa intensità.

Il silenzio, all'inizio, può perfino far paura. E questo è molto rivelatore. Quando il rumore cala, emergono pensieri non elaborati, tensioni, memorie, domande, fragilità. Il soggetto capisce allora quanto il flusso lo stesse anestetizzando. Ma se questo passaggio viene attraversato e non subito coperto da nuovo rumore, il silenzio cambia volto. Diventa uno spazio in cui la mente si ricompone. Il respiro si sente meglio. Il corpo smette di inseguire. Le emozioni trovano nome. I pensieri si ordinano. Il soggetto ricomincia a distinguere ciò che conta da ciò che semplicemente lampeggiava.

È qui che la meditazione entra in gioco in modo molto concreto. La meditazione non è una moda, né un esercizio esotico per persone fuori dal mondo. È una disciplina dell'attenzione. Insegna al soggetto a stare, a osservare, a non rincorrere ogni impulso, a non credere che ogni pensiero debba essere seguito, a non consegnare subito il corpo e la mente alla prossima esca. In una civiltà che vive di interruzione, questo è profondamente rivoluzionario. Meditare significa, in fondo, smettere di obbedire a ogni richiamo interno o esterno.

Dal punto di vista neuroscientifico, le pratiche meditative mostrano effetti interessanti proprio nelle aree già più volte toccate. Migliorano la regolazione dell'attenzione. Possono ridurre la reattività automatica. Rafforzano, in diversi studi, la capacità di osservare gli stati interni senza esserne immediatamente travolti. Favoriscono un rapporto meno impulsivo con le emozioni. Non si tratta di idealizzare o di promettere miracoli. La meditazione non cancella da sola il capitalismo della sorveglianza. Ma aiuta a costruire un soggetto meno disponibile alla cattura immediata. E questo, già da solo, è moltissimo.

Per i giovani il punto decisivo è questo. La meditazione restituisce esperienza di agency interiore. Un ragazzo abituato a pensare che la sua mente sia fatta così, cioè sempre agitata, sempre in caccia, sempre interrotta, può scoprire che esiste un'altra modalità. Che il pensiero non è un tiranno assoluto. Che l'impulso a controllare il telefono può essere visto senza essere subito obbedito. Che un'emozione può essere accolta senza venire immediatamente scaricata in una reazione pubblica. Che il corpo può calmarsi senza uno stimolo esterno. Questa scoperta ha una forza enorme. Perché rompe il fatalismo.

Qui però dobbiamo fare un passo ancora più delicato, quello della trascendenza. La parola oggi mette in difficoltà molti, perché viene subito caricata di diffidenza, ideologia o caricatura. Ma il punto è molto semplice. L'essere umano non vive solo di stimolo, utilità e sopravvivenza. Cerca senso. Cerca profondità. Cerca un rapporto con ciò che lo supera. Alcuni lo chiamano Dio. Altri mistero. Altri infinito. Altri coscienza. Altri totalità della vita. Non importa qui imporre una dottrina. Importa riconoscere che una cultura che riduce l'uomo a consumatore reattivo gli ruba anche la sua apertura verticale.

Il digitale commerciale tende a soffocare proprio questa apertura. Non tollera bene ciò che non può essere misurato rapidamente. Non sa che farsene del sacro se non trasformandolo in contenuto. Non sa abitare il mistero se non riducendolo a citazione, immagine, estetica. La trascendenza, invece, chiede sottrazione. Chiede silenzio, disponibilità, lentezza, non padronanza. Chiede di non essere sempre al centro. Chiede di ascoltare ciò che non si lascia tradurre subito in prestazione. Per questo è così incompatibile con la macchina dell'attenzione estratta.

Molti giovani non sono mai stati davvero introdotti a questa dimensione. Non perché siano incapaci di viverla, ma perché sono cresciuti in ambienti dove la profondità è stata sostituita da intensità, il raccoglimento da intrattenimento, la preghiera o la contemplazione da stimolazione continua. Eppure basta poco, a volte, per riaprire la ferita buona del trascendente. Una notte limpida. Una musica ascoltata senza schermo. Un luogo sacro visitato in silenzio. Un bosco. Il mare d'inverno. Un'opera d'arte che non chiede di essere fotografata ma di essere abitata. Sono momenti in cui il soggetto sente che la realtà è più grande del circuito del feed. E proprio per questo ricomincia a respirare.

Questa respirazione più ampia ha effetti profondi anche sulla salute mentale. Un io continuamente richiamato a misurare se stesso si consuma. Un io che ogni tanto può uscire da sé senza annullarsi, ma entrando in rapporto con qualcosa di più grande, si riequilibra. Il dolore non sparisce. Le ferite non evaporano. Le ingiustizie non si cancellano. Ma cambia la posizione del soggetto rispetto ad esse. Non è più schiacciato solo sul piano del segnale immediato. Ritrova prospettiva. Ritrova proporzione. Ritrova profondità.

Per questo lo stupore, il silenzio, la meditazione e la trascendenza non vanno trattati come capitolo marginale o spiritualismo di compensazione. Sono strumenti reali di riabilitazione dell'umano. Rieducano lo sguardo a una intensità non compulsiva. Rieducano il corpo a stare fermo senza essere vuoto. Rieducano l'attenzione a non saltare immediatamente. Rieducano l'ego a non essere il centro di tutto. In una parola, rieducano alla libertà interiore.

Naturalmente bisogna evitare ogni tono predicatorio. Un giovane sente subito quando gli si parla da un piedistallo. La questione non è dire che bisogna essere spirituali o meditare per forza o amare per dovere il silenzio. La questione è mostrare che la vita mentale può essere molto più ricca di quanto il sistema lasci credere. Che esistono forme di intensità infinitamente superiori all'eccitazione del feed. Che il silenzio non è morte. Che la contemplazione non è passività. Che l'interiorità non è regressione. Che il mistero non è stupidità. Che il sacro, in qualunque forma venga nominato, non è un residuo del passato, ma una riserva di altezza per il presente.

Questo capitolo parla allora di una riconquista altissima e molto concreta insieme. Imparare a stare dieci minuti senza schermo davanti al cielo. Imparare a camminare senza sottofondo sonoro continuo. Imparare a respirare in silenzio. Imparare a non reagire subito a ogni impulso. Imparare a considerare che una parte essenziale della vita accade proprio quando non siamo occupati a produrre segnali. Sono pratiche semplici, ma aprono un varco. E ogni varco sottratto al flusso è già una forma di liberazione.

Anche la scuola, la famiglia e la città dovrebbero assumersi questa responsabilità. Difendere luoghi di quiete. Difendere il silenzio non come punizione ma come bene. Difendere la possibilità di esperienze estetiche e spirituali non immediatamente convertite in contenuto. Difendere tempi in cui i giovani possano sentire che la loro mente non serve solo a reagire. Perché una società che non offre più accesso allo stupore e al silenzio produce soggetti più facili da eccitare e più difficili da radicare.

A questo punto il senso del capitolo è chiaro. La riconquista dell'attenzione non si esaurisce nella riduzione del danno. Ha anche una dimensione positiva, persino nobile. Non si tratta solo di non essere più schiavi. Si tratta di tornare degni di esperienze più alte. Di tornare capaci di vedere, ascoltare, sostare, contemplare, pregare, meditare, pensare, amare senza che ogni gesto venga subito piegato al mercato dei segnali. Questa è la vera posta in gioco.

Difendere il silenzio non significa sottrarsi al presente. Significa restituire al presente la possibilità di essere ascoltato.

Capitolo 18

La libertà quotidiana

La libertà digitale non comincia con un grande gesto eroico. Comincia spesso con una piccola soglia ricostruita.

Il primo punto da capire è che non basta invocare genericamente più etica o più buon senso. Quando un sistema tecnologico acquisisce la capacità di organizzare il visibile, orientare il comportamento, monetizzare la vulnerabilità, modellare il discorso pubblico e interferire con i ritmi del cervello, servono contromisure precise. La storia dei diritti insegna proprio questo. Nessun grande diritto è nato perché il potere si è autolimitato spontaneamente. I diritti nascono spesso quando una società comprende che una nuova forma di dominio ha oltrepassato una soglia e che l'individuo, lasciato solo, non può più difendersi in modo sufficiente. Il lavoro, il corpo, la salute, l'infanzia, la privacy, l'informazione, tutti questi campi hanno richiesto nel tempo una nuova cornice giuridica. Oggi tocca alla mente.

Questa è forse la frase più importante del capitolo. Oggi tocca alla mente. Per molto tempo abbiamo pensato la libertà quasi soltanto in termini di parola, movimento, proprietà, scelta politica, protezione dei dati, libertà personale. Tutto questo resta fondamentale. Ma l'epoca digitale ci obbliga a fare un passo ulteriore. Dobbiamo iniziare a pensare anche in termini di integrità attentiva, di sovranità cognitiva, di protezione dalla manipolazione comportamentale, di diritto a non essere continuamente progettati dall'esterno. In altre parole, non basta difendere ciò che l'essere umano possiede. Bisogna difendere ciò che l'essere umano è, cioè una coscienza vulnerabile che ha bisogno di margini non colonizzati per restare libera.

Il primo diritto da nominare è l'integrità attentiva. L'attenzione non può essere trattata come una risorsa naturale liberamente saccheggiabile da chiunque progetti sistemi capaci di catturarla. L'attenzione è una funzione vitale della persona. Da essa dipendono apprendimento, giudizio, memoria, sonno, qualità del legame, capacità di scelta, profondità del pensiero. Se un ambiente viene progettato sistematicamente per frantumarla, sequestrarla o estorcere permanenza attraverso tecniche manipolative, non siamo più solo davanti a una forma aggressiva di marketing. Siamo davanti a un danno che tocca la struttura della libertà.

Dire diritto all'integrità attentiva significa, in concreto, almeno tre cose. Significa che il design non può essere considerato neutro quando sfrutta vulnerabilità cognitive note. Significa che alcune pratiche di cattura dovrebbero essere riconosciute come lesive, soprattutto nei confronti dei minori. E significa che i cittadini dovrebbero poter sapere con maggiore chiarezza quando un ambiente è costruito non per aiutarli, ma per trattenerli il più possibile. In questo senso la trasparenza non è un optional tecnico. È una condizione minima di autodifesa democratica.

Da qui nasce un secondo diritto, strettamente legato al primo: il diritto alla trasparenza algoritmica significativa. Attenzione, però. Non basta dire che gli algoritmi devono essere trasparenti se poi la trasparenza si riduce a documenti incomprensibili, formule opache o clausole che nessun cittadino normale può interpretare davvero. La trasparenza deve essere sostanziale. Un utente deve poter capire perché certi contenuti gli vengono mostrati con maggiore frequenza, quali criteri generali regolano le priorità del feed, quali dati vengono usati per personalizzare l'esperienza, quali segnali di comportamento hanno peso. Non per trasformare ogni cittadino in ingegnere, ma per sottrarlo all'illusione che ciò che vede sia semplicemente «naturale» o inevitabile.

A questo si collega un terzo diritto, ancora più delicato: il diritto alla non manipolazione. Ogni società tollera una certa dose di persuasione, di pubblicità, di competizione per l'attenzione. Ma esiste una soglia oltre la quale la persuasione diventa sfruttamento sistematico della fragilità cognitiva. Quando un ambiente è costruito per agganciare il soggetto proprio nei suoi momenti di stanchezza, di impulsività, di solitudine, e usa contro di lui ciò che ha imparato dal suo comportamento, allora non siamo più dentro una dinamica semplicemente commerciale. Siamo davanti a una forma di intervento sul soggetto che dovrebbe incontrare limiti molto più severi, soprattutto in presenza di minori.

Qui entra in gioco la questione dell'infanzia e dell'adolescenza. Se il cervello giovane è più plastico, più sensibile al riconoscimento, più vulnerabile all'assuefazione e meno attrezzato a difendersi da architetture persuasive sofisticate, allora la tutela dei minori non può limitarsi a raccomandazioni vaghe. Deve diventare un asse centrale di ogni nuova politica digitale. Significa limiti reali all'uso di certe tecniche di design. Significa maggiore difficoltà nell'esporre i giovani a logiche di confronto numerico e di ricompensa intermittente. Significa riconoscere che non ogni funzionalità «esistente» ha automaticamente il diritto di insediarsi nella vita psichica di chi sta ancora costruendo se stesso.

Un altro diritto che deve emergere con forza è il diritto al tempo non monetizzato. Questa formula può sembrare insolita, ma è essenziale. Una parte crescente della vita viene organizzata come se ogni intervallo dovesse essere catturato, ogni attesa occupata, ogni pausa valorizzata, ogni margine convertito in traffico. Il risultato è che il soggetto perde lentamente il senso di un tempo non funzionale alla macchina. Difendere il diritto al tempo non monetizzato significa difendere il diritto a esistere senza essere costantemente trasformati in dati, pubblico, target, metrica o performance. Significa dire che non tutto il nostro tempo è disponibile per il mercato.

Da questo diritto discendono pratiche e scelte molto concrete. Diritto a spazi scolastici realmente protetti dal richiamo continuo del telefono. Diritto a pause lavorative e di studio non progettate come ulteriori occasioni di cattura. Diritto a dormire senza algoritmi che si infilino nella notte. Diritto a vivere relazioni, letture, camminate, silenzi, senza che ogni gesto debba essere subito convertito in contenuto. In una società sana, la non disponibilità al mercato non dovrebbe apparire strana. Dovrebbe essere considerata un elemento fisiologico della dignità umana.

Accanto a questi nuovi diritti cognitivi ed esistenziali, restano poi fondamentali alcuni diritti digitali già intuiti ma ancora insufficientemente difesi nella pratica. Il diritto alla privacy, innanzitutto, che oggi non può essere pensato soltanto come protezione di dati amministrativi o anagrafici, ma anche come protezione dell'intimità comportamentale. Il diritto all'oblio, che non riguarda solo la reputazione pubblica, ma anche la possibilità di non essere eternamente inchiodati alle tracce peggiori o più immature della nostra vita. Il diritto alla disconnessione, che non dovrebbe valere soltanto per alcune categorie professionali, ma come principio più ampio di civiltà. Il diritto a non essere sempre raggiungibili, sempre leggibili, sempre reattivi.

Ma i diritti, da soli, non bastano se non diventano cultura. E qui entra la seconda parte del capitolo: la resistenza quotidiana. La resistenza quotidiana non ha il fascino delle grandi parole rivoluzionarie, ma possiede una forza più concreta. Consiste nell'interrompere, con gesti ripetuti, la continuità della cattura. Non è un'eroica fuga dal mondo. È una disciplina dell'autogoverno. Ogni giorno, in modi piccoli e ostinati, il soggetto può decidere di sottrarre pezzi di sé alla macchina che li vorrebbe sempre disponibili.

La prima forma di resistenza quotidiana è la progettazione dei confini. Non basta «avere buone intenzioni». L'ambiente conta troppo perché la libertà possa essere lasciata interamente alla forza di volontà astratta. Per questo bisogna intervenire sull'architettura della vita. Dove dorme il telefono. Quando viene spento. Quanto presto viene acceso la mattina. In quali momenti non entra a tavola. In quali tragitti resta in tasca. In quali ore la camera torna a essere camera e non terminale del feed. Sono scelte apparentemente semplici, ma ridisegnano il campo delle probabilità. E poiché l'intero sistema ci governa proprio sul piano delle probabilità, modificare il campo quotidiano è già una forma di contro governo.

La seconda forma di resistenza è il recupero di rituali lenti. Leggere su carta. Scrivere a mano. Camminare senza cuffie. Avere un'ora del giorno senza schermi. Imparare a non riempire subito ogni attesa. Coltivare una pratica corporea non mediata, che sia sport, yoga, giardinaggio, corsa, danza, lavoro manuale. Tutto questo non è decorazione di lifestyle. È ricostruzione neurocognitiva. È addestramento di una mente capace di non saltare subito, di un corpo capace di non vivere solo in stato di micro tensione, di una soggettività capace di esistere anche fuori dalla metrica.

La terza forma di resistenza è linguistica. Significa imparare a nominare ciò che ci accade. Dire feed, algoritmo, design persuasivo, cattura, confronto, vergogna, FOMO, scroll compulsivo, significa già uscire un poco dall'incantesimo. Le cose che non sappiamo nominare ci dominano più facilmente. I giovani, in particolare, hanno bisogno di un vocabolario che li aiuti a non leggere tutto solo in termini di colpa individuale. Se un ragazzo sa dire «questo ambiente è costruito per tenermi dentro», «questo confronto è truccato», «questa urgenza è artificiale», «questa notifica vuole interrompermi», allora ha già guadagnato un margine. Non è ancora libero del tutto, ma non è più puro oggetto della macchina.

La quarta forma di resistenza è relazionale. Il digitale isola anche quando connette. Per contrastarlo servono legami più densi. Tavoli senza telefoni. Amicizie che non si nutrano solo di storie e messaggi. Conversazioni lunghe. Attività condivise senza immediata documentazione. Gruppi che scelgano di proteggere alcuni spazi dalla pressione della visibilità. Una generazione che ricostruisce legami non metrici diventa più difficile da ridurre a pubblico. E un soggetto che sperimenta appartenenza fuori dall'algoritmo è meno ricattabile dal bisogno di stare costantemente nel flusso.

La quinta forma di resistenza è pedagogica. Famiglie e scuole non possono limitarsi a vietare o predicare. Devono formare. Devono spiegare il modello economico, i meccanismi cognitivi, la vulnerabilità del cervello giovane, le logiche del design. Devono mostrare che dietro la superficie apparentemente innocente delle interfacce lavora una macchina di cattura. Devono restituire ai giovani il senso che la loro attenzione non è una cosa da svendere in cambio di stimoli rapidi. Una scuola che insegna matematica, storia e scienze ma non insegna a difendere la mente nel XXI secolo lascia scoperta una parte vitale della cittadinanza.

La sesta forma di resistenza è politica in senso forte. Significa pretendere che il tema non venga lasciato alla semplice responsabilità individuale. Significa chiedere norme, limiti, audit indipendenti, maggiore intelligibilità dei sistemi, protezioni specifiche per i minori, design meno manipolativi, possibilità reali di scelta. Significa smettere di trattare l'industria dell'attenzione come se fosse solo un settore innovativo da celebrare. È anche un'industria che tocca salute mentale, qualità democratica, sviluppo cognitivo, diritti civili. E quando una industria tocca questi ambiti in modo così profondo, la politica deve smettere di essere timida.

Tutto questo, però, non deve farci perdere di vista la dimensione più semplice e più alta del capitolo. Resistere non significa soltanto difendersi. Significa scegliere che tipo di vita vogliamo considerare degna. Una vita in cui ogni pausa è catturata, ogni desiderio anticipato, ogni rapporto misurato, ogni vulnerabilità sfruttata, non è inevitabile. Ma per costruire un'alternativa bisogna volerla davvero. Bisogna accettare che alcune comodità vadano ripensate. Bisogna riconoscere che la libertà ha sempre un costo. Bisogna smettere di chiamare progresso tutto ciò che aumenta connessione, velocità e disponibilità.

Il cuore di questo capitolo è allora molto semplice. Non basta denunciare la gabbia. Bisogna anche nominare la libertà. E la libertà, oggi, assume forme nuove. Libertà di non essere sempre visibili. Libertà di non essere sempre raggiungibili. Libertà di non essere sempre prevedibili. Libertà di non essere sempre misurati. Libertà di proteggere il sonno, la noia, il corpo, il silenzio, la lentezza, la lettura, la relazione, la profondità. Libertà di dire che la mente umana non è un giacimento da sfruttare.

Da qui nasce una speranza seria. Non ingenua, non decorativa, non consolatoria. Una speranza fondata sul fatto che ogni sistema, per quanto potente, incontra un limite quando gli esseri umani cominciano a capirne davvero la logica e a costruire istituzioni, linguaggi, abitudini e culture che gli resistono. È successo con altre forme di sfruttamento. Può accadere anche qui. Ma solo se smettiamo di pensare che il problema sia soltanto nostro, privato, psicologico. Il problema è più grande. E proprio per questo la risposta può diventare più grande di una semplice auto correzione individuale.

Alzare lo sguardo non è un gesto nostalgico. È il primo movimento di una civiltà che decide di non consegnare la propria mente alla macchina della permanenza.

Capitolo 19

Alzare lo sguardo

Alla fine di questo percorso, la domanda non è più soltanto che cosa ci stanno facendo le piattaforme. La domanda vera è un'altra. Che cosa vogliamo ancora essere noi.

La traiettoria è stata lunga. È partita dalla cattura dell'attenzione, dal giorno in cui il telefono è entrato nel corpo, dalla progettazione della compulsione, dalla trasformazione dell'utente in prodotto. Ha mostrato il cervello assediato, la dopamina, l'attenzione frantumata, la memoria erosa, il sonno disturbato, il cervello adolescente trattato come territorio economicamente prezioso. Ha guardato il corpo piegato, il collo abbassato, la postura della resa. Ha osservato il confronto sociale, la FOMO, la vergogna, la solitudine, il cyberbullismo, la sofferenza psichica giovanile. Ha visto la scuola combattere contro la dispersione, il pensiero lungo faticare a respirare, la società trasformarsi in sciame, la politica oscillare tra indignazione e smemoratezza e infine il capitalismo della sorveglianza presentarsi per ciò che è: un sistema che non si accontenta più di venderti merci, ma vuole leggere, anticipare e orientare il tuo comportamento.

A questo punto sarebbe facile chiudere con una semplice denuncia. Sarebbe facile dire che tutto è degenerato, che le Big Tech hanno vinto, che i giovani sono perduti, che la libertà si è già ritirata. Sarebbe facile, ma sarebbe falso. Perché una delle grandi forze del potere contemporaneo è proprio questa: convincere le persone che ormai è tardi, che non esiste alternativa reale, che il massimo possibile è una gestione un po' più prudente della propria dipendenza. Invece no. La situazione è grave, ma non definitiva. Il danno è reale, ma non irreversibile. La cattura è sofisticata, ma non totale. E soprattutto, il bisogno umano di verità, relazione, silenzio, corpo, natura, profondità e libertà non è stato cancellato. È stato coperto. È stato saturato. È stato sfruttato. Ma non è sparito.

Per questo la formula conclusiva non può essere semplicemente disconnettersi. Sarebbe troppo poco. Il punto non è diventare puri né trasformare il rifiuto del digitale in una nuova identità esibita. Il punto è più alto e più semplice. Il punto è alzare lo sguardo. Questa espressione va intesa in tutti i suoi sensi. Alzare lo sguardo fisicamente, contro la postura curva dell'asservimento. Alzare lo sguardo mentalmente, contro la frammentazione della coscienza. Alzare lo sguardo affettivamente, contro la riduzione del legame a metrica e segnale. Alzare lo sguardo politicamente, contro l'idea che tutto ciò che aumenta il traffico coincida con il progresso. Alzare lo sguardo spiritualmente, contro il recinto del piccolo io continuamente eccitato e continuamente esposto.

Alzare lo sguardo significa, innanzitutto, ricordare che il mondo non coincide con ciò che scorre in uno schermo. Questo dovrebbe essere banale, e invece non lo è più. Milioni di giovani stanno crescendo dentro un regime percettivo in cui la realtà appare sempre più come ciò che viene mostrato, indicizzato, rilanciato, misurato. La prima liberazione consiste allora nel recuperare la concretezza del reale. Un volto che non chiede filtri. Una conversazione che non può essere accelerata. Una camminata che non deve produrre contenuto. Un paesaggio che non esiste per essere consumato. Un libro che non si lascia ridurre a clip. Una stanza in cui il silenzio non è un fallimento. Un cielo che non ha bisogno del nostro consenso per essere immenso.

Alzare lo sguardo significa anche fare pace con il tempo lungo. La macchina dell'attenzione vive di un presente continuamente eccitato, continuamente interrotto, continuamente sollecitato da qualcosa che dovrebbe contare subito. Ma la vita più importante non cresce così. La memoria si forma lentamente. Il carattere si forma lentamente. L'amicizia si forma lentamente. L'amore matura lentamente. Il giudizio politico si costruisce lentamente. La cultura nasce da sedimentazioni. Persino la ribellione vera ha bisogno di durata. Chi non regge la durata resta in balia dell'urgenza altrui. E una generazione che non sa più stare in un processo lungo sarà sempre più esposta a chi sa manipolare il breve.

È per questo che la lotta contro lo schiavismo digitale non è una battaglia per asceti o per nostalgici. È una battaglia per la continuità interiore. Per la capacità di avere un pensiero che non venga spezzato dopo pochi secondi. Per la possibilità di leggere e ricordare. Per il diritto di attraversare la noia senza esserne subito salvati dal mercato. Per la facoltà di stare da soli senza sentirsi annientati. Per il valore del corpo come presenza e non come vetrina. Per il legame come esperienza e non come numerazione. Per il sonno come zona sacra e non come ultima fascia oraria ancora monetizzabile. In altre parole, è una battaglia per ricostruire una forma umana della vita.

I giovani, in questo conflitto, non vanno trattati come colpevoli né come incapaci. Vanno considerati per ciò che sono: la generazione più esposta, ma anche la più decisiva. Più esposta, perché è cresciuta dentro la cattura come se fosse clima naturale. Più decisiva, perché può ancora vedere il meccanismo con occhi meno addormentati di quelli di molti adulti già normalizzati. Un ragazzo che comprende che il feed non è neutro, che il confronto è truccato, che la vergogna può essere industrialmente alimentata, che la noia è una soglia e non una malattia, che il proprio corpo non è nato per vivere curvo e contratto, ha già compiuto un gesto enorme. Ha spezzato il fatalismo. E una volta spezzato il fatalismo, la storia può cambiare.

Gli adulti, però, non possono cavarsela limitandosi a consigliare prudenza. Hanno una responsabilità storica più grande. Devono smettere di consegnare i più giovani a un ambiente che sanno essere aggressivo e poi stupirsi delle ferite. Devono offrire alternative vere, non moralismi. Scuole che proteggano il tempo mentale. Case in cui il telefono non regni ovunque. Città in cui esistano ancora spazi di verde, di quiete, di cammino, di incontro non commerciale. Linguaggi capaci di nominare la cattura senza trasformarla in slogan. Politiche che affrontino i modelli di business e non soltanto i sintomi. Una società matura non chiede ai più vulnerabili di salvarsi da soli da sistemi progettati per tenerli dentro.

Anche la politica, a questo punto, deve scegliere se restare timida o entrare davvero nel cuore del problema. Non basta proteggere genericamente i dati, se poi si lascia intatta un'economia che monetizza la vulnerabilità attentiva. Non basta denunciare singoli eccessi, se poi si tollera il principio generale secondo cui ogni secondo di coscienza umana può essere messo a profitto. Servono nuovi diritti, nuovi limiti, nuove tutele, nuove forme di trasparenza. Ma serve anche qualcosa di più. Serve una cultura pubblica che smetta di chiamare libertà ciò che è soltanto disponibilità continua alla cattura.

Alzare lo sguardo vuol dire anche questo: sottrarre il lessico del progresso all'ingenuità. Non tutto ciò che è nuovo è emancipante. Non tutto ciò che connette libera. Non tutto ciò che personalizza rispetta la persona. Non tutto ciò che intrattiene nutre. Non tutto ciò che accelera fa crescere. Una civiltà adulta dovrebbe saper dire no quando una tecnologia, pur brillantissima, comincia a divorare le condizioni stesse della dignità umana. Il vero progresso non è l'aumento indefinito dell'ingaggio. È l'aumento della possibilità di una vita buona, lucida, relazionale, pensante, incarnata.

Forse, alla fine, il punto più alto è questo. Lo schiavismo digitale non è soltanto il dominio delle piattaforme. È anche la riduzione dell'umano a ciò che le piattaforme sanno trattare meglio. Stimolo, reazione, comparazione, eccitazione, esposizione, dipendenza da segnale. Resistere significa allora difendere tutto ciò che non si lascia catturare facilmente. La memoria profonda. Il corpo che sente. Il silenzio. La lettura. La presenza. Il desiderio lungo. L'amicizia non esibita. La contemplazione. La lentezza. La preghiera o il pensiero. L'arte non ridotta a clip. Il paesaggio non ridotto a sfondo. La parola non ridotta a commento. L'attenzione non ridotta a materia prima.

Questa difesa non sarà mai perfetta. Nessuno vive fuori dal mondo. Nessuno può semplicemente scomparire dal digitale come se il presente non esistesse. Ma la questione non è la purezza. È la direzione. Ogni volta che un giovane spegne il telefono e legge. Ogni volta che alza gli occhi invece di abbassarli subito. Ogni volta che una classe protegge il silenzio. Ogni volta che un genitore smette di usare lo schermo come anestetico universale. Ogni volta che un'amicizia sceglie di non vivere solo di reazioni. Ogni volta che un cittadino chiede più trasparenza, più limiti, più tutela, qualcosa si sposta. Piccolo, certo. Ma reale. E la storia delle libertà è fatta proprio di spostamenti reali prima piccoli e poi irreversibili.

Per questo il gesto finale non può essere disperato. Deve essere severo, ma non disperato. Le piattaforme sono potenti. I modelli economici che le sostengono sono feroci. La cattura è raffinata. Le ferite sui giovani sono vere. Eppure il fatto stesso che possiamo nominarle, studiarle, raccontarle, criticarle, e perfino costruire attorno a esse una nuova coscienza, significa che la partita non è chiusa. L'umano non è ancora stato completamente riformattato. La sua fame di verità e di libertà resta più grande della sua addestrabilità.

Alzare lo sguardo, allora, non è un gesto decorativo. È la forma elementare di una insubordinazione. Vuol dire rifiutare la postura della resa. Vuol dire non accettare che il mondo ci venga consegnato soltanto in formato feed. Vuol dire restituire ai nostri occhi l'orizzonte, al nostro cervello il silenzio, al nostro corpo la verticalità, ai nostri legami la profondità, alla nostra politica il tempo lungo, alla nostra interiorità una zona non in vendita. Vuol dire ricordare che non siamo nati per stare sempre chini su ciò che ci chiama. Siamo nati anche per guardare oltre ciò che ci chiama.

Ed è proprio qui, forse, che torna la figura più semplice e più antica di tutte. Un essere umano che, per un momento vero, smette di scorrere e guarda. Guarda il cielo, un albero, il viso di chi ha davanti, una pagina, una strada, una città, il mare, il proprio figlio, la propria vita, il proprio tempo. In quell'istante minimo ma reale accade qualcosa di enorme. La macchina perde una presa. Il soggetto ricompare. Non come utente. Non come target. Non come profilo. Come persona.

È da lì che bisogna ricominciare. Da uno sguardo rialzato. Da una mente che torna a respirare. Da una civiltà che decide di non vendere tutto ciò che ha di più fragile e di più nobile. Da giovani che non chiedano solo di essere connessi, ma di essere davvero vivi. Da adulti che non confondano più la comodità con il bene. Da una politica che abbia il coraggio di difendere non soltanto i mercati, ma l'umano. Se questo avverrà, la gabbia avrà finalmente anche un nome e una via d'uscita.

La libertà che resta comincia sempre così, con uno sguardo che torna al mondo e riconosce che nessuna piattaforma può esaurire la misura dell'umano.

Appendice A

Atlante neurocognitivo essenziale

Parole come dopamina, circuito della ricompensa, attenzione sostenuta, memoria di lavoro, Default Mode Network, neuroplasticità, sonno e adolescenza sono spesso usate anche fuori dal linguaggio scientifico, quasi sempre in modo impreciso, riduttivo o sensazionalistico. Lo scopo non è impressionare il lettore con un lessico tecnico, ma offrire una mappa chiara. Chi legge deve uscire da queste pagine con una comprensione più solida e più sobria. Non un vocabolario da slogan, ma un piccolo atlante del cervello utile a orientarsi.

Il primo punto da capire è che il cervello non lavora come una macchina composta da interruttori separati, ciascuno responsabile di una sola funzione. Non esiste, in senso stretto, una casella unica del piacere, una casella unica dell'attenzione, una casella unica della memoria o una casella unica del sé. Il cervello lavora per reti, per circuiti, per sistemi che collaborano, si modulano a vicenda, si inibiscono o si rafforzano in base al contesto. Questo è importante perché una delle illusioni più diffuse del dibattito pubblico sul digitale consiste proprio nel parlare del cervello come se fosse un mosaico semplice. In realtà è molto più dinamico, molto più plastico e molto più dipendente dall'ambiente di quanto la semplificazione mediatica lasci intendere. La neuroplasticità, nella definizione usata dalla letteratura neurobiologica, è proprio la capacità del sistema nervoso di cambiare la propria attività e riorganizzare struttura e funzioni in risposta all'esperienza, all'apprendimento e agli stimoli interni o esterni.

Quando si parla di dopamina, per esempio, si commette spesso un errore molto diffuso. La dopamina viene presentata come la molecola del piacere. È una formula comoda, ma troppo povera. La dopamina non coincide semplicemente con il godimento; lavora soprattutto nella codifica della salienza, dell'attesa, della motivazione, dell'apprendimento associativo, del segnale che dice al cervello che qualcosa conta e merita di essere ricordato o ricercato di nuovo. Nel linguaggio della dipendenza, e anche della cattura digitale, questa distinzione è decisiva. Spiega perché una persona possa continuare a cercare qualcosa anche quando non ne trae più un piacere pieno. Il sistema della ricompensa non si limita a dire «questo è stato piacevole». Dice anche «questo potrebbe tornare a esserlo, inseguicelo ancora». Le sintesi del NIDA spiegano da anni che le sostanze di abuso aumentano l'attività del reward pathway proprio attraverso la trasmissione dopaminergica, e questa osservazione è stata decisiva anche per capire meglio i meccanismi delle dipendenze comportamentali, pur senza confondere piani clinici diversi.

Nel cervello umano il circuito della ricompensa coinvolge diverse aree, ma nel discorso divulgativo compaiono spesso tre nomi che conviene conoscere. L'area tegmentale ventrale, che partecipa al rilascio dopaminergico. Il nucleo accumbens, che è uno snodo importante nella valutazione della ricompensa e dell'incentivo. La corteccia prefrontale, che entra in gioco quando il soggetto deve integrare desiderio, decisione, previsione, controllo e conseguenze. Anche qui bisogna evitare caricature. Non esiste una linea meccanica che va dallo stimolo alla schiavitù. Esiste però un circuito che, quando viene esposto ripetutamente a ricompense variabili, imprevedibili e ad alta densità di segnale, può imparare a dare sempre più peso alla ricerca del richiamo stesso. Questo è uno dei motivi per cui le piattaforme che alternano novità, attesa, notifica, ricompensa sociale e sorpresa possono diventare così potenti. La letteratura sulla neurobiologia dell'addiction e sul reward system insiste proprio su questo: più che una semplice «scarica di piacere», conta il circuito che collega motivazione, incentivo e apprendimento del comportamento.

L'attenzione, a sua volta, non è una sola cosa. Nella vita quotidiana usiamo la parola come se indicasse una facoltà unica, ma sul piano cognitivo conviene distinguere almeno alcune dimensioni. C'è l'attenzione selettiva, che ci permette di dare priorità a uno stimolo e ignorarne altri. C'è l'attenzione sostenuta, che ci consente di restare su un compito per un tempo relativamente lungo. C'è il controllo attentivo, cioè la capacità di mantenere la rotta quando arrivano distrazioni interne o esterne. C'è anche il passaggio da un fuoco all'altro, che in certe situazioni è utile, ma che se diventa stile dominante può trasformarsi in frammentazione. Quando nel saggio parliamo di attenzione frantumata non stiamo dicendo che il cervello moderno non sappia più guardare nulla. Stiamo dicendo che una parte crescente dell'ambiente addestra soprattutto al cambio rapido di fuoco, al ritorno immediato sullo stimolo più nuovo, più rumoroso o più ricco di potenziale sociale. I lavori teorici più citati sul rapporto tra attenzione e working memory vanno esattamente in questa direzione, mostrando quanto le due funzioni siano intrecciate e quanto il controllo dell'attenzione sia essenziale per mantenere la continuità cognitiva.

A questo punto entra in scena la memoria di lavoro, che è una funzione tanto essenziale quanto spesso ignorata. La memoria di lavoro non è la memoria in generale. Non è il grande archivio delle esperienze di una vita. È, più precisamente, lo spazio mentale limitato in cui il cervello tiene attive per pochi secondi o pochi minuti le informazioni necessarie per ragionare, comprendere, collegare, calcolare, seguire una frase lunga, fare inferenze, ricordare i primi passaggi di un problema mentre si stanno affrontando i successivi. Senza memoria di lavoro non si studia bene, non si legge in profondità, non si costruisce un'argomentazione complessa, non si tengono insieme le parti di un discorso. La letteratura di riferimento la definisce come il mantenimento di una piccola quantità di informazione in forma prontamente accessibile, strettamente legata a pianificazione, comprensione e ragionamento. È una funzione imparentata con l'attenzione perché ciò che non viene mantenuto attivo nell'attenzione si perde più facilmente. In questo senso attenzione e memoria di lavoro non sono mondi separati. Sono due aspetti della stessa battaglia per la continuità cognitiva.

Quando una persona vive per molte ore al giorno dentro un ambiente che la spinge a passare rapidamente da un segnale all'altro, la memoria di lavoro viene messa sotto pressione in un modo molto particolare. Non necessariamente si distrugge. Viene però allenata di più a gestire micro unità di informazione, meno a trattenere sequenze lunghe, meno a reggere compiti senza interruzioni. Per questo la difficoltà di leggere dieci pagine di seguito, seguire una lezione lunga o rimanere dentro un testo argomentativo non va interpretata come semplice pigrizia morale. Spesso è il segnale di una mente che ha perso familiarità con la durata. L'Appendice A, proprio come chiedi nella struttura, serve a dare al lettore questa chiarezza di base senza trasformarla in gergo.

Qui si comprende meglio anche la Default Mode Network, centrale perché tocca una zona molto profonda della vita mentale. La Default Mode Network, o rete di default, non è una parte del cervello che «si accende quando non facciamo niente» in senso banale. È una rete che tende a essere più attiva durante stati di pensiero interno, autoriflessione, memoria autobiografica, immaginazione, costruzione di scenari futuri, rielaborazione di esperienze e comprensione del punto di vista altrui. In parole semplici, è una delle infrastrutture cerebrali grazie a cui il soggetto non si limita a reagire al mondo, ma lo rielabora interiormente. Le grandi review sul tema la descrivono proprio come una rete centrale per la cognizione interna e per l'integrazione di funzioni come memoria, linguaggio e costruzione del significato.

Questo punto è decisivo. Una cultura che riempie ogni pausa, ogni attesa, ogni vuoto, ogni tragitto, ogni piccolo margine di sospensione con un nuovo stimolo riduce il terreno disponibile per questo lavoro interno. Non perché la Default Mode Network scompaia come un interruttore spento, ma perché viene costantemente meno il tempo ecologico in cui essa può operare con continuità e senza subito essere interrotta. Quando si dice che la noia è stata colonizzata, si sta dicendo precisamente questo: che una parte del cervello che ha bisogno di margini, silenzi e sospensioni per integrare memoria, identità e significato si trova sempre più spesso rimpiazzata dal circuito del richiamo esterno. È anche per questo che la noia non viene trattata come un vezzo romantico, ma come una questione cognitiva di primo ordine.

La neuroplasticità entra qui come concetto fondamentale. Con questa parola la scienza indica la capacità del cervello di modificare la propria attività, le proprie connessioni e in parte anche la propria organizzazione funzionale in risposta all'esperienza, all'apprendimento, all'ambiente, all'esercizio e, in certi casi, al danno. La neuroplasticità non è soltanto una bella notizia motivazionale. È una proprietà reale del sistema nervoso. Il cervello non è un blocco immobile. Si adatta. Cambia. Rinforza alcune strade e ne indebolisce altre. Questo spiega insieme il pericolo e la speranza. Il pericolo, perché un ambiente saturo di stimoli intermittenti può rinforzare abitudini di frammentazione, ricerca compulsiva e dipendenza dal segnale. La speranza, perché la stessa mente può anche essere riallenata alla continuità, al silenzio, al testo lungo, alla natura, alla presenza, al sonno protetto. Le fonti migliori sul tema insistono proprio sul fatto che plasticità non significhi caos illimitato, ma capacità adattiva del cervello nel rapporto con esperienza e ambiente.

Ma proprio qui serve una cautela importante. Parlare di neuroplasticità non significa dire che il cervello sia cera molle senza struttura o che qualunque effetto sia rapido, totale e identico per tutti. La plasticità ha limiti, tempi, differenze individuali, fattori genetici, storie personali e condizioni ambientali. Non tutto cambia allo stesso modo in tutte le persone. Ed è proprio per questo che bisogna evitare due errori opposti. Il primo è minimizzare, come se l'ambiente digitale non avesse alcun potere formativo. Il secondo è esagerare, come se bastasse usare molto uno schermo per rovinare il cervello in modo lineare e irreparabile. La verità scientifica è più seria e più utile. Il cervello cambia davvero in risposta alle esperienze. Cambia però in modi complessi, differenziati e, almeno in parte, reversibili. Questa prudenza è coerente anche con la tua struttura delle appendici, che chiede rigore e leggibilità, non allarmismo.

Tra le fasi della vita in cui questa plasticità è più delicata e decisiva c'è l'adolescenza. Qui bisogna essere molto chiari. Dire che il cervello adolescente è vulnerabile non significa dire che è inferiore. Significa dire che è in piena riorganizzazione. L'adolescenza è una finestra evolutiva in cui reti legate alla ricompensa, alla sensibilità sociale, all'esplorazione, all'identità, al rischio e al controllo stanno cercando un nuovo equilibrio. Le aree prefrontali, cruciali per il controllo degli impulsi, la pianificazione e la regolazione, maturano più lentamente rispetto ad altri sistemi, mentre la sensibilità ai premi, al gruppo e al riconoscimento sociale può essere molto intensa. Le fonti NIH e le review più citate descrivono proprio questa fase come un periodo di fine tuning cerebrale, in cui il cervello dell'adolescente è pronto ad apprendere e adattarsi ma anche particolarmente sensibile al contesto.

Quando si parla del cervello adolescente come territorio occupato, questa formula va letta proprio alla luce di ciò che sappiamo sullo sviluppo. Il giovane non è semplicemente più debole. È più sensibile a certe forme di stimolo, più esposto al confronto, più attento al gruppo, più attraversato da una ricerca di sé che passa anche dal giudizio degli altri. Il Surgeon General degli Stati Uniti ha riassunto bene questo punto, ricordando che l'adolescenza è un periodo altamente sensibile dello sviluppo cerebrale e che il cervello giovane è particolarmente esposto a pressioni sociali, opinioni dei pari e confronti sociali, proprio mentre si formano identità e autostima.

A questo punto bisogna parlare del sonno, che nella cultura digitale è stato trattato con una leggerezza disastrosa. Il sonno non è un'interruzione inutile del vivere. È una funzione biologica essenziale per la regolazione della memoria, dell'attenzione, dell'umore, del comportamento, dell'apprendimento e del metabolismo. Durante il sonno il cervello non si spegne. Lavora in modo diverso. Rielabora, consolida, pulisce, ripristina. Le fonti del NIH sono molto chiare: il sonno aiuta l'apprendimento e la formazione dei ricordi a lungo termine, e quando è insufficiente peggiorano concentrazione, chiarezza del pensiero, decisione e rendimento scolastico.

Negli adolescenti il problema è ancora più serio, perché il cervello in sviluppo ha bisogno di sonno per stabilizzare circuiti e funzioni che sono ancora in organizzazione. Le review sul sonno in adolescenza mostrano con forza il legame tra riposo, cognizione, regolazione emotiva e salute mentale, e le pagine NIH dedicate al sonno ricordano che la sua qualità incide su attenzione, apprendimento, memoria, umore e comportamento. Il digitale interferisce qui in almeno tre modi. Ruba tempo, mantiene il cervello in uno stato di attivazione proprio quando dovrebbe cominciare a scendere di tono, ed espone a luce artificiale serale e notturna che può disturbare i meccanismi di preparazione al riposo. Anche in questo caso conviene evitare formule assolute. Non ogni minuto di schermo distrugge il sonno. L'esposizione serale intensa, ripetuta e associata a contenuti altamente stimolanti può però contribuire in modo importante a un sonno più tardo, più fragile o più povero nella sua qualità.

Se si mettono insieme attenzione, memoria di lavoro, Default Mode Network, neuroplasticità, adolescenza e sonno emerge il nucleo scientifico della questione. Il digitale non agisce su un essere umano astratto. Agisce su un cervello che apprende dalle ripetizioni, su una mente che ha bisogno di continuità, su una memoria che ha bisogno di tempo, su un'identità che ha bisogno di margini interni, su un corpo che ha bisogno di ritmo, su un adolescente che ha bisogno di ambienti non progettati per monetizzare la sua sensibilità. Per questo il problema non può essere ridotto a cattiva educazione o semplice forza di volontà. Il punto è più profondo. È un conflitto tra ecologie della mente.

Da una parte c'è un ambiente che addestra al richiamo continuo, al frammento, alla ricompensa rapida, al confronto, alla misurazione, alla disponibilità permanente. Dall'altra c'è ciò di cui il cervello umano ha ancora bisogno per funzionare bene: attenzione sostenuta, sonno, silenzio, noia fertile, lettura lunga, relazione non metrica, esperienze corporee, natura, profondità, tempi non saturati. Questo atlante neurocognitivo serve proprio a chiarire il terreno di questo conflitto. Non per spaventare ma per restituire precisione.

Appendice B

Dati e statistiche chiave

Quando si parla di smartphone, social media, salute mentale, attenzione, sonno e adolescenza, il dibattito pubblico oscilla spesso tra due errori opposti. Da una parte c'è l'allarmismo, che usa statistiche isolate come se bastassero a dimostrare qualsiasi tesi. Dall'altra c'è la minimizzazione, che si rifugia nell'idea che i dati siano sempre troppo incerti per dire qualcosa di serio. Entrambe le posizioni sono sbagliate. I numeri non parlano mai da soli, ma se sono scelti bene, letti con prudenza e inseriti nel giusto contesto, aiutano a vedere il paesaggio reale con maggiore lucidità.

La prima cautela da tenere ferma è questa. I dati sul digitale non sono mai tutti uguali tra loro. Alcuni misurano il tempo totale di esposizione agli schermi, altri l'uso dei social media, altri ancora la frequenza con cui si accede alle piattaforme, altri il cosiddetto uso problematico, altri ancora mettono in relazione questi comportamenti con sintomi psicologici o scolastici. Inoltre cambiano il Paese, l'età, il campione, l'anno della rilevazione, il modo in cui la domanda viene posta. Per questo un dato serio va sempre accompagnato da quattro domande: dove è stato raccolto, su chi, con quale definizione, e fino a che punto consente davvero un'interpretazione causale. Il rigore scientifico comincia da qui.

Detto questo, il primo fatto che emerge con chiarezza è la saturazione digitale dell'adolescenza contemporanea. Secondo il Pew Research Center, negli Stati Uniti il 96% degli adolescenti tra 13 e 17 anni usa internet ogni giorno, il 95% ha o può usare uno smartphone in casa, e quasi la metà dichiara di essere online quasi costantemente. Nello stesso report, YouTube viene usato dal 90% dei teen intervistati, TikTok e Instagram da circa sei su dieci, Snapchat dal 55%. Non stiamo parlando di nicchie. Stiamo parlando dell'ambiente ordinario in cui una parte enorme della crescita psichica e relazionale si svolge. Se quasi metà degli adolescenti riferisce una connessione quasi continua, non siamo più davanti a un semplice uso frequente. Siamo davanti a una condizione di immersione cronica.[4]

Un'altra fotografia importante arriva dal rapporto Common Sense Media sulla popolazione statunitense tra 8 e 18 anni. Già nel 2021, cioè prima dell'attuale consolidamento pieno dell'economia dei video brevi come norma assoluta, gli adolescenti tra 13 e 18 anni dichiaravano in media 8 ore e 39 minuti al giorno di uso di intrattenimento su schermo, mentre i ragazzi tra 8 e 12 anni erano a 5 ore e 33 minuti. Questi numeri non includono il tempo scolastico e non vanno interpretati come diagnosi collettiva, ma indicano una cosa molto precisa: la concorrenza esercitata dagli schermi sul tempo della lettura, del sonno, della conversazione, del corpo e della vita non mediata è ormai enorme. In soli due anni, tra 2019 e 2021, la crescita dichiarata dell'uso dei media è stata più rapida di quella osservata nei quattro anni precedenti.[5]

Quando si passa dall'uso generale dei dispositivi alla frequenza di utilizzo dei social media, il quadro resta molto denso. I dati del CDC relativi allo Youth Risk Behavior Survey 2023 mostrano che il 77% degli studenti delle high school statunitensi riferiva un uso frequente dei social media, cioè almeno diverse volte al giorno. Non è soltanto un numero alto. È un numero che descrive una normalità. Inoltre, nello stesso materiale del CDC, questo uso frequente risulta associato a maggiore prevalenza di bullismo, sentimenti persistenti di tristezza o disperazione e alcuni indicatori di rischio suicidario. Qui bisogna essere scientificamente corretti. Associato non significa automaticamente causato. Ma vuol dire che il fenomeno non può più essere liquidato come irrilevante o neutro.[6]

La questione della salute mentale giovanile va letta con lo stesso rigore. L'OMS e l'UNICEF ricordano che, a livello globale, circa 1 giovane su 7 tra 10 e 19 anni vive con una condizione di salute mentale, e che circa un terzo dei disturbi emerge prima dei 14 anni mentre circa la metà emerge prima dei 18. Questi dati non sono una prova diretta contro il digitale, e sarebbe scorretto usarli in quel modo. Ma stabiliscono il contesto dentro cui il digitale agisce. Se una quota così ampia di adolescenti vive già in una fase delicata dello sviluppo emotivo e psicologico, allora un ambiente progettato per amplificare confronto sociale, vergogna, insonnia, esposizione e ricompensa intermittente non può essere trattato come sfondo neutro.[7]

Anche i dati più specifici del CDC sul benessere psicologico degli studenti statunitensi restano molto seri. Nel 2023 il 40% degli studenti riferiva sentimenti persistenti di tristezza o disperazione. È un dato leggermente inferiore al 42% del 2021, e questo è importante da dire perché il rigore impone di registrare anche i miglioramenti. Ma resta comunque un livello altissimo. Tra le ragazze il dato scende dal 57% del 2021 al 53% del 2023, segno di un lieve miglioramento, ma ancora compatibile con una sofferenza diffusa e non marginale. In questo tipo di numeri il punto non è costruire panico morale. Il punto è riconoscere che la vulnerabilità emotiva adolescenziale si muove ormai su una scala che rende ogni fattore ambientale aggravante particolarmente rilevante.[8]

Il sonno è uno di questi fattori aggravanti, e i numeri qui sono forse ancora più eloquenti di molte discussioni teoriche. Le raccomandazioni dell'American Academy of Sleep Medicine, riprese dal CDC, indicano che tra 13 e 18 anni il sonno raccomandato è di 8 a 10 ore nelle 24 ore. Tuttavia, secondo il Data Summary & Trends Report del CDC pubblicato nel 2025 sui comportamenti di dieta, attività fisica e sonno, nel 2023 solo circa 1 studente su 4 delle high school statunitensi raggiungeva almeno 8 ore di sonno in una notte scolastica media. Il dato non dice da solo che la colpa sia del telefono, ma ci dice una cosa molto importante: la deprivazione di sonno non è un'eccezione. È parte del contesto normale in cui gli adolescenti oggi studiano, si confrontano, reagiscono, si espongono e regolano le proprie emozioni.[9]

La relazione tra sonno insufficiente e fragilità cognitiva o affettiva è oggi troppo ben documentata per essere trattata con superficialità. Il CDC ricorda che dormire abbastanza è collegato a migliore regolazione emotiva, attenzione, apprendimento e comportamento. Una mente stanca non è semplicemente una mente un po' più lenta. È una mente meno protetta. E quando il sonno scarso si combina con uso serale intenso degli schermi, confronto sociale notturno e video brevi ad alta densità di stimolo, si crea una spirale molto insidiosa. Il giovane dorme peggio, quindi il giorno dopo è più vulnerabile alla ricerca di sollievo rapido, e proprio questa vulnerabilità lo riporta più facilmente dentro il circuito che ha contribuito a peggiorare il sonno.

C'è poi la questione della scuola. I dati OECD sul PISA 2022 e i documenti di sintesi pubblicati nel 2024 mostrano che, in media nei Paesi OECD, quasi 1 studente su 3 riferisce che nella propria classe gli studenti si distraggono con i dispositivi digitali in ogni o nella maggior parte delle lezioni di matematica. Circa 1 su 4 riferisce di essere distratto dagli altri studenti che usano dispositivi. Nello stesso materiale l'OECD segnala anche che l'uso di dispositivi per attività di svago a scuola è associato, in media, a risultati più bassi e a un minore senso di appartenenza scolastica rispetto agli studenti che non riferiscono tempo di svago digitale a scuola. Anche qui bisogna evitare la lettura semplicistica. Non è la tecnologia in sé a peggiorare la scuola. Il problema è il regime di distrazione che certi usi costruiscono.[10]

Un altro numero che merita di essere ricordato riguarda il cyberbullismo. L'UNICEF, in un sondaggio multicountry che ha avuto enorme rilevanza pubblica, ha riportato che circa 1 giovane su 3 in 30 Paesi dichiarava di essere stato vittima di bullismo online, e che circa 1 su 5 riferiva di avere saltato la scuola a causa del cyberbullismo e della violenza online. Anche qui serve misura. Non tutti i Paesi hanno la stessa prevalenza, il dato non descrive da solo tutte le forme di aggressione digitale, e il cyberbullismo non coincide con qualsiasi esperienza spiacevole online. Ma il numero è sufficiente a farci capire che non siamo di fronte a un fenomeno marginale, bensì a una componente ormai strutturale del paesaggio relazionale giovanile.[11]

Quando si leggono tutte queste cifre insieme, la tentazione di costruire un racconto apocalittico è forte. Ma sarebbe un errore. La statistica non autorizza il teatro. Autorizza, semmai, una lucidità più severa. I dati non dicono che tutti i giovani siano dipendenti, malati, depressi, insonni, traumatizzati o socialmente distrutti. Dicono però che le condizioni di rischio, esposizione e saturazione sono abbastanza diffuse da rendere non credibile la vecchia risposta rassicurante, quella secondo cui si tratterebbe solo di qualche caso limite o di qualche famiglia incapace di dare regole. Quando il 95% ha accesso a uno smartphone, il 96% usa internet ogni giorno, quasi la metà è online quasi costantemente, il 77% usa frequentemente i social, e solo circa un quarto dorme abbastanza nei giorni di scuola, il problema non è più la deviazione. È la norma.

Resta però una domanda decisiva. Questi numeri dimostrano che il digitale causa direttamente il disastro? La risposta scientificamente onesta è no, non da soli. Molti di questi dati sono trasversali, cioè fotografano insieme comportamenti e stati di salute senza poter stabilire una causalità lineare. Altri mostrano associazioni robuste ma non meccanismi univoci. Altri ancora variano molto in base a sesso, età, vulnerabilità pregresse, status sociale, qualità del contenuto fruito, contesto familiare, scuola, ore di sonno, attività fisica e relazioni reali. Proprio per questo, però, la lettura più seria non è minimizzare. È riconoscere che il digitale ad alta intensità si inserisce in un ecosistema di fragilità e, in molti casi, lo amplifica.

Questo significa che il dato numerico non va mai usato come manganello ideologico. Va usato come strumento di orientamento. Serve a dire che la cattura dell'attenzione è di scala di massa. Che il sonno adolescente è fragile. Che la sofferenza mentale giovanile è molto diffusa. Che il bullismo online non è un'anomalia isolata. Che la scuola convive con una distrazione strutturale. Che il confronto sociale si è spostato in ambienti metrici e persistenti. In altre parole, i numeri non raccontano tutto, ma impediscono di far finta di niente.

Se dovessimo allora ricavare una sola tesi da questa appendice, potrebbe essere questa. Il problema non è l'esistenza del digitale. Il problema è l'incontro tra tre fattori. Primo, un'infrastruttura ormai quasi universale di accesso e connessione continua. Secondo, un modello economico che guadagna dall'intensità della permanenza e della reazione. Terzo, una popolazione giovanile che, per ragioni biologiche, psicologiche e sociali, si trova in una fase altamente sensibile dello sviluppo. Quando questi tre fattori convergono, la domanda non è più se esista un rischio serio. La domanda è quanto a lungo una società voglia continuare a trattarlo come se fosse secondario.

NUMERI ESSENZIALI

96% degli adolescenti statunitensi tra 13 e 17 anni usa internet ogni giorno; quasi la metà dichiara di essere online quasi costantemente.[4]

77% degli studenti delle high school statunitensi usa i social media almeno diverse volte al giorno.[6]

40% degli studenti statunitensi riferiva nel 2023 sentimenti persistenti di tristezza o disperazione.[8]

1 su 4 raggiungeva almeno otto ore di sonno in una notte scolastica media.[9]

1 su 3 nei Paesi OECD riferisce distrazione digitale in ogni o nella maggior parte delle lezioni di matematica.[10]

Appendice C

Studi decisivi

Questa appendice ha uno scopo preciso. Non raccogliere in modo indiscriminato tutti gli studi disponibili sul digitale, ma isolare alcuni lavori che hanno cambiato davvero il dibattito. Quando un campo di ricerca cresce molto in fretta, come è accaduto per il rapporto tra tecnologie digitali, cognizione, salute mentale e comportamento, il rischio è doppio. Da una parte si selezionano soltanto gli studi che confermano una tesi ideologica già scelta in partenza. Dall'altra si usa la presenza di risultati divergenti come alibi per non capire più nulla. I lavori che seguono sono importanti proprio perché aiutano a evitare entrambi gli errori. Alcuni hanno aperto strade nuove. Altri hanno corretto semplificazioni eccessive. Altri ancora hanno dato al dibattito una base empirica molto più seria.

Uno dei primi studi davvero simbolici di questa stagione è quello pubblicato da Betsy Sparrow, Jenny Liu e Daniel Wegner su Science nel 2011, diventato famoso come Google Effects on Memory. Il lavoro era semplice e potentissimo nel suo presupposto. Gli autori non volevano dimostrare che internet «distrugge» la memoria, ma capire se la disponibilità immediata dell'informazione stesse modificando il modo in cui gli esseri umani ricordano. I loro esperimenti mostrarono che, quando le persone pensavano di poter ritrovare facilmente un'informazione sul computer, tendevano a ricordarla meno bene, mentre ricordavano più facilmente dove trovarla. È un risultato diventato centrale perché sposta il problema. La memoria non scompare. Si riorganizza in forma più esterna, più transattiva, più dipendente dal sistema di accesso. Lo studio è decisivo perché mostra che il digitale non agisce soltanto sulla quantità di informazioni disponibili. Agisce sulla forma stessa del ricordare.[12]

Un secondo lavoro fondamentale, molto diverso ma altrettanto importante, è Rest Is Not Idleness di Mary Helen Immordino Yang, Christodoulou e Singh, pubblicato nel 2012. Questo studio non parla direttamente di smartphone o social media, ma è decisivo per capire ciò che il mondo digitale tende a erodere. Gli autori mostrano che il cervello a riposo non è affatto inattivo in senso banale. Le reti coinvolte nella cosiddetta Default Mode sono legate a processi di riflessione interna, memoria autobiografica, immaginazione del futuro, elaborazione socioemotiva e costruzione del sé. In altre parole, quando la mente non è immediatamente occupata da compiti esterni, non si spegne. Lavora su materiali profondi. Questo studio è centrale perché consente di formulare in modo scientificamente più serio la critica alla colonizzazione della noia. Se ogni pausa viene saturata da stimoli, non perdiamo solo tempo vuoto. Perdiamo anche una parte del lavoro interno di integrazione che rende una persona più profonda, più riflessiva e più capace di significato.[13]

Sul piano corporeo e biomeccanico, un testo molto citato resta quello di Kenneth Hansraj del 2014 sullo stress cervicale prodotto dall'inclinazione del capo. Anche qui è importante non trasformare un singolo studio in verità totale, ma il suo valore storico è indiscutibile. Hansraj quantificò il carico crescente sulla colonna cervicale man mano che la testa si flette in avanti, mostrando come la pressione aumenti drasticamente ai gradi tipici della postura da smartphone. Questo studio è diventato quasi un'icona del dibattito sul Text Neck perché ha dato una forma biomeccanica concreta a un'intuizione che milioni di persone vivevano già nel corpo. Il suo significato è duplice. Da una parte rende visibile che la cattura digitale non resta confinata alla mente. Dall'altra mostra che il corpo non è solo spettatore passivo dell'ecosistema tecnologico. Viene addestrato, piegato, riorganizzato.[14]

Nel 2018 arriva poi uno degli studi sperimentali più citati sul benessere, quello di Melissa Hunt, Rachel Marx, Courtney Lipson e Jordyn Young, pubblicato sul Journal of Social and Clinical Psychology con il titolo No More FOMO. Il lavoro viene ricordato spesso perché, a differenza di tantissimi studi solo correlazionali, ha provato a intervenire davvero sul comportamento. Gli autori chiesero a un gruppo di giovani adulti di limitare l'uso di social media come Facebook, Instagram e Snapchat a circa trenta minuti al giorno. Nel giro di poche settimane, il gruppo con uso limitato mostrò riduzioni significative di solitudine e sintomi depressivi rispetto al gruppo di controllo. Non si tratta di una prova definitiva, e gli stessi autori non pretendono questo. Il campione era relativamente piccolo e il periodo breve. Però lo studio resta fondamentale perché mostra che ridurre l'esposizione può produrre miglioramenti misurabili nel vissuto psicologico. In altre parole, non tutto dipende da tratti di personalità preesistenti. Anche l'ambiente conta, e modificare il rapporto con esso può cambiare qualcosa.[15]

Un correttivo molto importante all'allarmismo lineare arriva nel 2019 con il lavoro di Amy Orben e Andrew Przybylski su adolescenti e life satisfaction. È uno studio decisivo proprio perché ha costretto il campo a diventare più rigoroso. Analizzando grandi dataset longitudinali, gli autori mostrarono che la relazione tra social media e benessere non può essere descritta in modo semplicistico. Gli effetti medi trovati erano piccoli, non uniformi e molto sensibili al metodo statistico usato. Questo studio conta enormemente non perché «assolve» le piattaforme, ma perché impedisce di usare il linguaggio scientifico in modo rozzo. Una ricerca intellettualmente onesta deve includere anche i lavori che complicano la tesi, non solo quelli che la rafforzano. Orben e Przybylski hanno costretto il dibattito a smettere di parlare del rapporto tra social media e malessere come se fosse un interruttore unico. Hanno mostrato che servono differenze di età, di sesso, di sviluppo, di contesto e di intensità d'uso.[16]

La stessa Amy Orben, insieme a collaboratori, compie poi un passo ulteriore nel 2022 con Windows of Developmental Sensitivity to Social Media, pubblicato su Nature Communications. Qui il campo fa un salto di qualità. Non si chiede più soltanto se esista una relazione tra social media e soddisfazione di vita, ma in quali età dell'adolescenza questa relazione diventi più delicata. Le analisi longitudinali su migliaia di partecipanti suggeriscono finestre di sensibilità specifiche, differenti per maschi e femmine. Per le femmine emerge una finestra più evidente tra 11 e 13 anni, per i maschi tra 14 e 15, con un altro momento delicato attorno ai 19 anni per entrambi. Il punto non è prendere queste età come formule rigide. Il punto è che il cervello e il sé adolescenziale non sono esposti allo stesso modo in tutti i momenti dello sviluppo. Questo studio è cruciale perché dà sostegno empirico a una tesi centrale: l'adolescenza non è un blocco unico, ma una sequenza di fasi con sensibilità diverse, e il digitale può colpire in modo più forte proprio quando identità, corpo e relazioni sono in riorganizzazione intensa.[17]

Nel 2025 arrivano poi lavori longitudinali ancora più direttamente centrati sulla fascia 9-12 anni, cioè quella in cui molti bambini stanno entrando nei social con un cervello ancora molto giovane. Jason Nagata e colleghi, in un ampio studio di coorte su dati ABCD pubblicato su JAMA Network Open, mostrano che aumenti individuali dell'uso dei social media in prima adolescenza sono associati a maggiori sintomi depressivi nell'anno successivo, mentre il percorso inverso non risulta sostenuto con la stessa forza. Questo è un punto molto importante. Per anni il dibattito si è fermato davanti a un'obiezione legittima: forse sono i ragazzi già più tristi a usare di più i social, non il contrario. Lo studio di Nagata non chiude la questione una volta per tutte, ma sposta l'ago della bilancia. La temporalità osservata suggerisce che, almeno in questa fase della crescita, l'aumento dell'uso possa precedere l'aggravarsi dei sintomi, non solo accompagnarlo. È un passaggio chiave, perché permette di parlare con maggiore serietà del carattere potenzialmente aggravante dell'esposizione social in età precoce.[18]

Sempre Nagata e colleghi, in un altro studio del 2025 sui dati ABCD pubblicato in area JAMA, affrontano invece la questione cognitiva. Analizzando traiettorie di uso dei social media dalla preadolescenza alla prima adolescenza, gli autori riportano che i gruppi con crescita dell'uso, sia bassa ma crescente sia alta e crescente, mostrano in seguito prestazioni inferiori in alcuni domini cognitivi specifici, tra cui lettura, memoria e vocabolario, rispetto al gruppo con uso minimo o assente. Il punto decisivo, ancora una volta, non è gridare alla devastazione cognitiva totale. Le differenze sono modeste. Ma sono coerenti e vanno nella direzione di un'ipotesi precisa: la concorrenza dell'attenzione social su attività cognitivamente più nutrienti può lasciare tracce misurabili nel tempo. Questo studio è particolarmente prezioso perché sposta la discussione dal moralismo al rendimento cognitivo concreto.[19]

Un filone ancora più nuovo, ma ormai molto importante, riguarda i video brevi. Nel 2025 Yuanyuan Gao e colleghi pubblicano risultati neuroanatomici e funzionali sulla short video addiction che hanno attirato molta attenzione. Nel loro lavoro, la gravità della dipendenza da video brevi risulta associata sia a variazioni morfologiche, tra cui un aumento dei volumi nella corteccia orbitofrontale e nel cervelletto, sia a maggiore attività spontanea in regioni come la corteccia prefrontale dorsolaterale e la corteccia cingolata posteriore. Anche qui serve prudenza assoluta. Questi studi non autorizzano il linguaggio sensazionalistico del tipo «TikTok distrugge il cervello» in forma letterale. Però sono decisivi perché mostrano che il campo non è più fermo alle impressioni cliniche o alle metafore giornalistiche. Comincia a vedere correlati neurofunzionali specifici associati a forme di uso compulsivo dei contenuti brevi. Questo conta moltissimo, perché rende più solida l'ipotesi che il formato ultra breve non sia solo un contenuto diverso, ma una vera ecologia cognitiva diversa.[20]

Accanto agli studi di singolo disegno, servono poi lavori di sintesi. Per questo è importante la meta-analisi sistematica apparsa nel 2026 su JAMA Pediatrics, guidata da Samantha Teague e colleghi, che ha esaminato in modo ampio le associazioni tra uso dei media digitali e salute o sviluppo di bambini e adolescenti. Il risultato generale, così come riportato dalla sintesi, è netto ma non caricaturale: l'uso dei media digitali è associato in modo consistente a diversi rischi per salute e sviluppo, con associazioni particolarmente evidenti per i social media. Questo tipo di studio conta perché riduce il rischio di ragionare a colpi di singola ricerca, pro o contro. Quando decine di studi vengono messi insieme, il quadro diventa meno fragile. Non perfetto, non assoluto, ma più solido. Questa meta-analisi ha un ruolo di conferma: il problema non è una fantasia culturale di pochi critici della tecnologia. È un campo di evidenze ormai abbastanza ampio da giustificare una seria prudenza pubblica.[21]

Tra gli studi decisivi bisogna però inserire anche quelli che insegnano prudenza metodologica. Per esempio, una parte del lavoro di Orben e Przybylski e di altri ricercatori ha mostrato che gli effetti medi dell'uso dei social media sul benessere possono essere piccoli, reciprocamente influenzati e molto variabili a seconda del modo in cui si definisce l'uso, si misura il benessere, si controllano le covariate e si costruiscono i modelli. Questo gruppo di risultati è decisivo quanto gli studi più allarmanti, perché salva il dibattito dalla propaganda. La scienza non può diventare una clava. Deve restare uno strumento di discernimento. E il discernimento, qui, significa tenere insieme due verità. Gli effetti non sono sempre enormi né uguali per tutti. Proprio per questo vanno studiati meglio, non negati.

Se si guarda nel loro insieme questi studi, emerge un quadro molto forte. Primo, il digitale modifica il modo in cui ricordiamo, anche spostando parte della memoria verso sistemi esterni. Secondo, il cervello ha bisogno di pause, silenzio e lavoro interno, e l'occupazione continua delle pause non è neutra. Terzo, il corpo paga biomeccanicamente la postura del dispositivo. Quarto, ridurre l'uso dei social può migliorare alcuni indicatori di benessere. Quinto, gli effetti dei social non sono uniformi né giganteschi in ogni persona, ma diventano più leggibili quando si introducono età, sesso, sviluppo e traiettorie longitudinali. Sesto, in età precoce, l'aumento dell'uso può precedere peggioramenti nel tono depressivo e in alcuni domini cognitivi. Settimo, i video brevi stanno aprendo una nuova frontiera di ricerca neurocognitiva specifica. Ottavo, le sintesi più ampie ormai non consentono più di trattare il rapporto tra media digitali e salute evolutiva come tema secondario.

A questo punto si capisce che cosa rende davvero decisivo uno studio. Non la sua capacità di confermare una paura preesistente, ma la sua forza nel cambiare il livello del discorso. Sparrow ha cambiato il modo di parlare della memoria nell'era della rete. Immordino Yang ha cambiato il modo di parlare del riposo mentale. Hansraj ha dato una misura biomeccanica a una postura di massa. Hunt ha mostrato che ridurre l'uso può fare differenza nel vissuto emotivo. Orben ha imposto al campo rigore e complessità. Nagata ha spostato in avanti il terreno delle evidenze longitudinali sulla prima adolescenza. Gao ha mostrato che il campo dei video brevi ha ormai basi neurofunzionali di ricerca. Teague ha portato il peso delle sintesi sistematiche.

La conclusione generale non è che il digitale vada demonizzato in blocco. Sarebbe una scorciatoia. La conclusione è più seria: quando un ambiente entra così profondamente nella memoria, nell'attenzione, nel sonno, nel corpo, nella vita emotiva, nella formazione dell'identità e nello sviluppo di bambini e adolescenti, non può più essere trattato come semplice sfondo tecnico. Diventa un fatto biologico, psicologico, educativo e politico. Gli studi decisivi contano proprio per questo. Non ci dicono che tutto è già perduto. Ci dicono però che non è più intellettualmente onesto far finta che nulla di profondo stia accadendo.

Appendice D

Patologie, quadri di rischio e segnali clinici

Un'analisi di questo tipo può spiegare contesti di rischio, descrivere segnali da non sottovalutare, chiarire differenze tra disagio, vulnerabilità e quadro clinico, ma non deve mai fingere di sostituire una valutazione professionale. In salute mentale il confine tra fatica evolutiva, sofferenza intensa ma transitoria e disturbo vero e proprio non può essere deciso da una lettura, da un test improvvisato o da un'impressione raccolta online. Il punto più importante, quindi, non è distribuire etichette, ma aiutare a riconoscere quando la sofferenza smette di essere un semplice momento difficile e comincia a interferire seriamente con sonno, scuola, relazioni, alimentazione, concentrazione, corpo e desiderio di vivere. NIMH ricorda con chiarezza che molti disturbi mentali cominciano proprio in infanzia e adolescenza e che un trattamento precoce può prevenire problemi più severi e duraturi.

Il primo errore da evitare è confondere ogni malessere con una patologia. Adolescenza e prima giovinezza sono fasi naturalmente instabili. È normale attraversare giornate di chiusura, vergogna, tristezza, irritabilità, sbalzi di autostima, paura del giudizio, bisogno di appartenenza, conflitti col corpo, pensieri ripetitivi, sonno disordinato. Il secondo errore, però, è l'opposto: liquidare tutto come «una fase». La differenza, allora, non sta nel fatto che esista o meno il disagio, ma nella sua intensità, durata, pervasività e nel grado in cui altera il funzionamento quotidiano. Quando un giovane non riesce più a studiare, si isola stabilmente, dorme male per settimane, mangia in modo molto alterato, perde interesse quasi per tutto, crolla nel rendimento o vive il proprio corpo e il proprio valore in una forma di sofferenza costante, non è più serio rispondere solo con «passerà».

L'ansia è uno dei quadri più frequentemente confusi. Un certo livello di ansia è fisiologico. Serve a prepararci, a segnalarci rischio, a mobilitare attenzione. Diventa problema quando non aiuta più a vivere, ma comincia a restringere la vita. NIMH descrive i disturbi d'ansia come condizioni in cui paura, preoccupazione o evitamento diventano sproporzionati, persistenti e difficili da controllare. Nei giovani questo può apparire in modi meno appariscenti di quanto si creda.

Non sempre c'è il panico conclamato. Molto spesso compaiono perfezionismo esasperato, paura di sbagliare, bisogno di rassicurazione continua, somatizzazioni, blocco davanti alle verifiche, evitamento sociale, insonnia da rimuginio, incapacità di «staccare» dalla possibilità del giudizio. Nelle forme come il disturbo d'ansia generalizzata, NIMH ricorda che bambini e adolescenti possono temere molto l'incertezza, gli errori e il deludere gli altri. Il digitale qui non inventa l'ansia, ma può intensificarla rendendo continuo il confronto, prolungando la visibilità del gruppo e impedendo al cervello di uscire davvero dal teatro sociale.

Per la depressione vale una cautela ancora maggiore. Sentirsi tristi, svuotati o scoraggiati per alcuni giorni non significa automaticamente essere depressi. NIMH ricorda che, per una diagnosi di depressione, i sintomi devono essere presenti quasi ogni giorno per almeno due settimane, e che nei bambini e negli adolescenti il tono dell'umore può manifestarsi anche come irritabilità più che come tristezza dichiarata. Questo punto è importante perché molti giovani non dicono «sono depresso». Diventano arrabbiati, cinici, chiusi, ostili, apatici, smettono di desiderare ciò che prima li muoveva, si ritirano dagli amici, dormono troppo o troppo poco, mangiano in modo diverso, si sentono inutili, faticano a concentrarsi. NIMH segnala tra i segni più comuni, negli adolescenti, ritiro da amici e famiglia, calo del rendimento, cambiamenti di sonno e appetito, fatica, memoria peggiore e pensieri di autolesione o suicidio. Quando il digitale si intreccia con un quadro così, spesso accade qualcosa di crudele: invece di offrire sollievo, amplifica il senso di inadeguatezza, fornisce continue prove apparenti che la vita degli altri valga di più e prolunga l'impossibilità di riposo reale.

Un altro quadro di rischio molto importante è il ritiro sociale. Non ogni bisogno di stare soli è patologico. La solitudine scelta può essere necessaria, creativa, perfino curativa. Il problema nasce quando il soggetto non usa più la solitudine per ritrovarsi, ma vi scivola perché l'incontro con gli altri è diventato troppo doloroso, troppo vergognoso o troppo faticoso. In questi casi si può osservare una riduzione progressiva delle uscite, della presenza in classe, delle attività condivise, delle amicizie coltivate dal vivo, accompagnata spesso da una permanenza crescente nel digitale. Il punto clinico non è il numero di ore online in astratto, ma il rapporto tra tempo connesso e impoverimento della vita reale. Quando il mondo fisico viene vissuto quasi solo come minaccia e quello digitale quasi solo come rifugio, il rischio di un circolo vizioso è alto: meno esperienza reale, meno competenza sociale, più ansia di esposizione, più ritiro, più dipendenza da forme di contatto povero ma costante. Questo quadro si lega bene alle avvertenze NIMH sul fatto che i disturbi in età evolutiva si esprimono spesso attraverso compromissione sociale e scolastica, non solo attraverso sintomi «interni» facili da verbalizzare.

Sul piano nosografico bisogna essere molto precisi. La formula «dipendenza da social» è diffusissima, ma non corrisponde oggi a una diagnosi formalmente riconosciuta nei principali sistemi classificatori come se fosse perfettamente equivalente a una dipendenza da sostanze. L'American Psychiatric Association ricorda che le cosiddette technology addictions non sono, come categoria generale, disturbi formalmente inclusi nel DSM 5 TR, mentre l'Internet Gaming Disorder compare come condizione che richiede ulteriore ricerca. L'OMS, invece, ha incluso il gaming disorder nell'ICD 11 come quadro clinicamente significativo quando il comportamento diventa persistente, comporta perdita di controllo e produce compromissione marcata in aree personali, familiari, sociali o educative. Questo significa che bisogna evitare due estremi. Da una parte banalizzare il problema perché «non è una vera diagnosi». Dall'altra diagnosticare tutti con leggerezza. La parola giusta, quando non c'è una valutazione clinica, è spesso uso problematico o compulsivo, cioè un pattern in cui la persona fatica a interrompere, trascura sonno, scuola o relazioni, usa il digitale per regolare il dolore in modo sempre più automatico e continua anche quando ne vede gli effetti negativi.[22]

Molti giovani che vivono questo uso problematico non si presentano dicendo «sono dipendente». Dicono piuttosto che non riescono a smettere, che controllano anche quando non vogliono, che aprono l'app senza accorgersene, che il telefono è l'ultima cosa della sera e la prima del mattino, che senza feed o messaggi diventano irrequieti, che studiare è diventato quasi impossibile, che la testa cerca sollievo solo nel prossimo stimolo. Dal punto di vista clinico il problema non sta nel fatto che il mezzo venga usato molto. Sta nel fatto che perda progressivamente la sua posizione di strumento e diventi regolatore dominante dello stato interno. Anche il materiale AAP più recente insiste sul fatto che il problema clinicamente rilevante non è la semplice quantità di screen time, ma il pattern compulsivo, la perdita di controllo e l'interferenza con il funzionamento quotidiano.

La sofferenza legata all'immagine corporea richiede un'attenzione particolare. NIMH ricorda che i disturbi dell'alimentazione sono malattie serie, talvolta anche letali, caratterizzate da gravi alterazioni del comportamento alimentare e spesso accompagnate da un'ossessione per peso, forma del corpo, controllo del cibo e valutazione di sé attraverso l'aspetto. Nel mondo digitale questo terreno può essere aggravato dalla continua esposizione a corpi filtrati, estetiche iper curate, confronto numerico e contenuti che normalizzano restrizione, compensazione, vergogna corporea o idealizzazione della magrezza estrema. È importante essere rigorosi: non ogni dieta, non ogni insicurezza corporea, non ogni desiderio di migliorare il proprio aspetto è un disturbo alimentare. Ma quando il rapporto con il cibo, il peso, il corpo o l'esercizio diventa rigido, angosciante, segreto, compulsivo o identitario, non bisogna aspettare troppo. Anche qui il digitale non è sempre la causa unica, ma può funzionare da amplificatore molto potente.

Un'altra area spesso sottovalutata è il trauma relazionale da cyberbullismo o esposizione umiliante online. NIMH, parlando delle reazioni di bambini e adolescenti a eventi traumatici, ricorda che tra i segnali possibili ci sono insonnia, incubi, difficoltà di concentrazione, perdita di interesse, sintomi fisici come mal di testa o mal di stomaco, ipervigilanza, colpa e rabbia. Non tutto il cyberbullismo produce un quadro traumatico pieno, ma alcune esperienze digitali hanno proprio questa qualità: umiliazione pubblica, ripetibilità, perdita del controllo sulla propria immagine, impossibilità di prevedere chi vedrà il contenuto, paura costante che la scena ritorni. In questi casi il soggetto può vivere il telefono non più come semplice oggetto, ma come sorgente di allarme. Lo controlla e lo teme insieme. Evita la scuola, le chat, i compagni, gli specchi, i luoghi sociali. È un errore gravissimo leggere tutto questo come semplice eccesso di sensibilità.

Dentro tutti questi quadri il sonno gioca un ruolo quasi trasversale. Sonno alterato non significa automaticamente malattia mentale, ma è spesso uno dei primi sistemi a cedere quando la sofferenza cresce. Faticare ad addormentarsi, svegliarsi molto durante la notte, svegliarsi troppo presto, rovesciare il ritmo sonno veglia, aver paura del letto perché lì arrivano i pensieri o il controllo compulsivo del telefono, sono segnali da osservare con serietà. Il sonno povero peggiora attenzione, regolazione emotiva, tolleranza alla frustrazione, controllo degli impulsi e vulnerabilità al confronto. Per questo, in un giovane già fragile, il deterioramento del sonno non è quasi mai un dettaglio. Spesso è il punto in cui il sistema mente corpo comincia davvero a perdere equilibrio.

NIMH ricorda che il suicidio è spesso prevenibile e indica tra i segnali di allarme il parlare di voler morire, sentirsi senza speranza, sentirsi intrappolati o in un dolore insopportabile, percepirsi come un peso, cambiare drasticamente comportamento, ritirarsi, dormire troppo o troppo poco, aumentare agitazione o rabbia, o mostrare oscillazioni improvvise dopo una fase molto buia. Anche l'autolesionismo senza intento suicidario non va minimizzato. Non è una «scenata», né una moda, né una semplice richiesta di attenzione nel senso volgare del termine. È spesso un tentativo disperato di regolare dolore emotivo, vuoto, vergogna o disconnessione interna con il linguaggio del corpo. Richiede sempre ascolto serio e valutazione qualificata.[23]

Da tutto questo deriva una regola pratica molto semplice. Chiedere aiuto non deve essere l'ultima mossa, ma una delle prime quando compaiono persistenza, compromissione e rischio. Se i sintomi durano, se il funzionamento scolastico o relazionale crolla, se il giovane si ritira, se il rapporto con il corpo o il cibo diventa ossessivo, se il sonno si deteriora per settimane, se emergono autolesioni, idee di morte o paura di non farcela, non serve più una predica sullo stile di vita. Serve un pediatra, un neuropsichiatra infantile, uno psicologo clinico o uno psichiatra, a seconda dell'età e del contesto. Se c'è un pericolo immediato o il timore che il ragazzo possa farsi del male, bisogna chiamare subito il 112.

Per bambini e adolescenti, o per adulti preoccupati per un minore, la Linea di Ascolto 1.96.96 di Telefono Azzurro è gratuita e attiva 24 ore su 24, 7 giorni su 7. Per una crisi o un'emergenza emozionale, Telefono Amico Italia risponde allo 02 2327 2327 tutti i giorni dalle 9 alle 24. Questi servizi non sostituiscono una valutazione clinica né l'assistenza di emergenza.[24]

Il digitale non crea da zero tutte le patologie, ma entra in molti quadri come fattore di contesto, intensificazione o mantenimento. In alcuni casi offre sollievo temporaneo, contatto, distrazione o appartenenza. In altri, e spesso negli stessi soggetti, amplifica confronto, insonnia, vergogna, evitamento, compulsione e senso di inadeguatezza. Proprio per questo non serve un linguaggio moralistico. Serve un linguaggio clinicamente onesto. Non tutto è malattia. Ma alcune sofferenze sono vere, strutturate, rischiose e non vanno lasciate sole.

Appendice E

Ingegneria della manipolazione

Se c'è una parola che consente di vedere con chiarezza la zona più astuta del potere digitale, questa parola è design. Per anni il design è stato raccontato come se fosse soprattutto eleganza, semplicità, fluidità, bellezza dell'interfaccia, comodità d'uso. Tutto questo esiste, ma non basta più a descriverlo. Nel mondo delle piattaforme il design è anche un sistema di governo del comportamento. Organizza il percorso dell'utente, orienta l'attenzione, rende più facile una scelta e più faticosa un'altra, accende certi impulsi e ne scoraggia altri, allunga la permanenza, riduce l'attrito proprio dove conviene al modello economico. Non ci troviamo quindi di fronte a semplici dettagli grafici. Ci troviamo davanti a una politica dell'interfaccia.

La Federal Trade Commission statunitense ha descritto i dark patterns come pratiche di design capaci di ingannare o manipolare i consumatori inducendoli ad acquistare, a cedere dati o a prendere decisioni che altrimenti non prenderebbero. L'European Data Protection Board, nelle sue linee guida sulle interfacce dei social media, parla di design ingannevoli che influenzano il comportamento degli utenti e ostacolano la loro capacità di compiere scelte consapevoli. La Commissione europea, sul versante del Digital Services Act, parla apertamente di divieto di dark patterns. Questo quadro è importante perché dice una cosa molto semplice. Non siamo davanti a una fantasia polemica di qualche critico del digitale: il problema è entrato nelle autorità di tutela, nei regolatori e nella discussione giuridica internazionale.[25]

Il punto decisivo è capire che la manipolazione non agisce sempre come menzogna esplicita. Molto spesso lavora per architettura. Ti mette davanti a più opzioni, ma ne illumina una e ne nasconde un'altra. Ti dà formalmente libertà, ma costruisce il percorso in modo tale che una via sia rapida, piacevole, intuitiva, mentre l'altra sia lenta, opaca, colpevolizzante, confusa o estenuante. È qui che il design smette di essere neutro. Non ti costringe con la forza. Ti accompagna dentro un ambiente costruito per aumentare la probabilità che tu faccia ciò che conviene alla piattaforma.

Uno dei meccanismi più potenti di questa ingegneria è lo scroll infinito. A prima vista sembra una semplice comodità. Non devi cliccare per cambiare pagina, non devi fermarti, non devi decidere ogni volta se continuare. Ma proprio qui sta la sua forza. Elimina le soglie naturali di interruzione. In un libro c'è la fine del capitolo. In un giornale c'è la fine della pagina. In una conversazione c'è una pausa, un respiro, una stanchezza. Lo scroll infinito riduce questi punti di arresto e trasforma l'esperienza in continuità potenzialmente illimitata. Una review molto citata sulle caratteristiche addictive di social media e piattaforme messenger osserva proprio che endless scrolling e streaming rendono più difficile smettere, favoriscono immersione, distorsione del tempo e permanenza prolungata. Si costruisce così un ambiente in cui interrompersi richiede più volontà del normale.

L'autoplay lavora in modo analogo. Anche qui la superficie dice comodità. Hai finito un video, ne parte un altro. Hai terminato un episodio, il sistema ti porta al successivo. Sembra soltanto una funzione di continuità. In realtà è una riduzione programmata della decisione. Ogni volta che il sistema elimina una pausa in cui l'utente avrebbe potuto chiedersi se vuole davvero continuare, ottiene un vantaggio. Riduce la possibilità del no. Questa è una delle intuizioni centrali dei dark patterns. Non serve costringerti. Basta creare un ambiente in cui tu debba sforzarti di più per uscire che per restare.

Poi ci sono i badge rossi, le notifiche push, i puntini, le vibrazioni, i piccoli segnali di allarme che occupano il margine del visibile. Questi elementi sembrano minimi, ma parlano direttamente ai sistemi attentivi più antichi. Il rosso segnala urgenza, novità, possibile perdita. La notifica frammenta il tempo e introduce una micro promessa. Qualcosa ti riguarda. Qualcosa ti aspetta. Qualcosa potrebbe cambiare il tuo stato sociale, emotivo o informativo. La FTC osserva che i dark patterns possono agire anche facendo leva sulla pressione, sull'urgenza artificiale e sull'occultamento selettivo delle informazioni. L'EDPB, dal canto suo, parla di tecniche come emotional steering, continuous prompting e overloading. Tradotto in parole semplici, significa spingere continuamente l'utente a reagire prima ancora che abbia deciso di farlo.

Il meccanismo della ricompensa intermittente è ancora più profondo. Non ogni volta che apri l'app trovi qualcosa di decisivo. A volte c'è poco, a volte niente, a volte invece arriva un messaggio importante, un like atteso, un commento che ti tocca, un contenuto che ti aggancia. È proprio questa imprevedibilità a renderlo potente. La neurobiologia della dipendenza insegna da tempo che i circuiti dopaminergici non rispondono soltanto alla ricompensa in sé, ma anche all'attesa, al segnale di possibile ricompensa e all'apprendimento che ti spinge a cercarla di nuovo. Applicato al digitale, questo significa che la piattaforma non deve premiarti sempre. Le basta premiarti abbastanza spesso e in modo non del tutto prevedibile. Alcune rassegne recenti sulle piattaforme digitali hanno descritto notifiche, like e ricompense intermittenti come dispositivi capaci di amplificare la permanenza e il ritorno compulsivo.

Gli streak e i sistemi di continuità giornaliera appartengono a questa stessa famiglia, ma con una sfumatura in più. Qui non è in gioco solo la ricompensa. Entra in gioco anche la perdita. Se mantieni la sequenza, il sistema ti fa sentire costante, affidabile, presente, dentro una trama. Se la interrompi, provi fastidio, colpa, piccolo fallimento, a volte perfino ansia relazionale se lo streak è condiviso con un'altra persona. In termini di design è un colpo molto elegante. Trasforma un gesto banale e ripetibile in capitale simbolico. Ti fa sentire che non stai solo aprendo un'app. Stai custodendo una continuità. Questo alza il costo psicologico dell'uscita e rende il ritorno più probabile. La review sulle caratteristiche addictive delle piattaforme social e di messaggistica mostra come la pressione sociale, le conferme di lettura e la logica della continuità possano accelerare il bisogno di verifica e, con esso, la compulsione al controllo del telefono.

Anche i conteggi pubblici giocano un ruolo enorme. Numero di follower, visualizzazioni, cuori, condivisioni, commenti, ranking. Formalmente sono semplici strumenti di visibilità. In realtà costruiscono un mercato permanente del valore sociale. Ogni contenuto viene immediatamente tradotto in segnale numerico. Ogni persona vede la propria collocazione relativa. Ogni gesto pubblico diventa confrontabile. In questo modo il design non si limita a mostrare cosa esiste. Trasforma l'interazione in competizione metrica. E dove c'è competizione, c'è più attenzione, più controllo, più ritorno, più dolore sociale, più desiderio di correzione. La ricerca sulle piattaforme social ha mostrato con chiarezza che il like non è un semplice ornamento, ma una forma di ricompensa sociale capace di influenzare anche l'attività di aree cerebrali legate al reward.

Un altro meccanismo decisivo è la raccomandazione algoritmica. Il feed personalizzato viene spesso presentato come un servizio. Ti mostro quello che ti interessa. Ma la personalizzazione è anche una forma di cattura raffinata. La piattaforma studia il tuo comportamento, capisce sempre meglio che cosa ti trattiene e poi usa questa conoscenza per riorganizzare il tuo campo percettivo. La Commissione europea, nel presentare il DSA, riconosce esplicitamente che sulle grandi piattaforme gli utenti devono poter optare per feed non personalizzati, proprio perché gli algoritmi possono spingere contenuti più accattivanti o persino capaci di creare dipendenza. Qui il punto non è demonizzare l'algoritmo in blocco. Il punto è riconoscere che la raccomandazione è un dispositivo che decide, almeno in parte, quale mondo ti apparirà.[26]

Per capire fino in fondo la forza di questi meccanismi bisogna vedere come lavorano insieme. Lo scroll infinito ti toglie soglie di uscita. L'autoplay riduce il momento della decisione. Le notifiche ti richiamano quando sei fuori. I badge rossi trasformano la curiosità in allerta. La ricompensa intermittente tiene vivo il circuito dell'attesa. Gli streak alzano il costo emotivo dell'interruzione. I conteggi pubblici trasformano il legame in classifica. L'algoritmo impara sempre meglio che cosa, tra tutte queste leve, funziona meglio su di te. Nessun singolo elemento, preso da solo, basta a spiegare il potere delle piattaforme. È il loro montaggio a costruire una vera ingegneria della manipolazione.

Qui è fondamentale una distinzione etica. Non ogni strategia di design è illecita o abusiva. Rendere semplice un'interfaccia non è sbagliato. Aiutare l'utente a orientarsi non è sbagliato. Proporre contenuti coerenti con i suoi interessi non è in sé sbagliato. Il problema nasce quando la semplicità viene orientata unilateralmente a vantaggio della piattaforma, quando la chiarezza diminuisce proprio nei passaggi che proteggerebbero l'utente, quando l'attrito scompare per l'ingresso ma cresce per l'uscita, quando la leva emotiva e comportamentale supera la soglia della semplice persuasione e diventa sfruttamento programmato della vulnerabilità. È esattamente per questo che regolatori come FTC, EDPB e Commissione europea hanno iniziato a classificare alcune pratiche come ingannevoli, manipolative o vietate.[25–26]

Per i giovani tutto questo è ancora più serio. Un adulto già formato può comunque cadere in questi meccanismi, ma possiede in genere più linguaggio, più distanza, più storia personale e una struttura identitaria relativamente più stabile. Un adolescente no. È più esposto alla ricompensa sociale, più vulnerabile al confronto, più sensibile al segnale del gruppo, più disponibile a leggere un numero come verdetto su di sé. Quando un'infrastruttura progettata per massimizzare l'engagement incontra un cervello in piena costruzione, il problema non è solo quantitativo. È evolutivo. Per questo i dark patterns diretti o indiretti verso minori sono uno dei punti eticamente più gravi dell'intero ecosistema digitale. La stessa FTC ha sottolineato in più occasioni i rischi dei dark patterns rivolti a bambini e adolescenti.

In fondo, la verità più semplice è questa. Il potere delle piattaforme non nasce solo da ciò che dicono. Nasce da ciò che fanno fare. Nasce dal modo in cui organizzano il gesto, il tempo, l'attesa, la pausa, la scelta, la visibilità, il ritorno. È un potere meno spettacolare della censura e meno brutale dell'ordine diretto, ma proprio per questo molto più pervasivo. Ti lascia formalmente libero e intanto costruisce il paesaggio in cui la tua libertà diventa più facilmente prevedibile, modulabile e sfruttabile.

Appendice F

Cronologia essenziale della cattura

Le tecnologie che oggi sembrano naturali, inevitabili e quasi atmosferiche non sono nate tutte insieme. Si sono stratificate nel tempo. Hanno seguito una traiettoria precisa. Hanno conquistato una funzione alla volta, poi un'abitudine alla volta, poi un'intera ecologia della vita mentale. Per capire davvero lo schiavismo digitale bisogna allora restituire al lettore il senso della costruzione storica. Nulla di ciò che oggi appare come destino è sorto per fatalità. È il risultato di una sequenza di invenzioni, scelte industriali, modelli di business, acquisizioni strategiche, funzioni di design e processi regolatori che, anno dopo anno, hanno reso la cattura più intensa, più continua e più difficile da percepire.

Il primo tornante simbolico è il 2007. Il 9 gennaio Steve Jobs presenta l'iPhone. Non nasce semplicemente un nuovo telefono. Nasce un oggetto che riunisce in forma tascabile comunicazione, intrattenimento, navigazione, immagine, contatto, attesa e risposta. Da quel momento il digitale non è più qualcosa che si incontra soprattutto sedendosi davanti a un computer. Comincia a diventare una presenza portatile, tattile, sempre addosso. È qui che il telefono entra nel corpo, nella postura, nei tempi morti, nelle attese, nelle relazioni, nelle notti. La cattura non è ancora completa, ma l'infrastruttura decisiva è stata creata.

Nel 2009 accadono due cose che sembrano piccole e invece sono enormi. Il 9 febbraio Facebook introduce il pulsante Like. Con un gesto minimo, rapidissimo, quasi senza attrito, l'approvazione sociale viene tradotta in segnale semplice, replicabile e numerabile. Non è solo una funzione. È una mutazione antropologica. Il gradimento non passa più soltanto da una parola, da una conversazione, da una presenza. Passa anche da un clic. Nello stesso anno Apple presenta nell'iPhone OS 3.0 il proprio sistema di push notification. È un altro passaggio strutturale. Il sistema non aspetta più che tu torni spontaneamente. Impara a richiamarti. Il mondo digitale smette di essere solo un luogo a cui accedi. Diventa un luogo che ti chiama.

Nel 2010 arriva Instagram. Il suo lancio pubblico, in ottobre, segna un altro scarto. La fotografia mobile non è più soltanto memoria personale. Diventa espressione sociale continua, curata, filtrata, condivisibile in modo immediato. La vita comincia a essere vissuta sempre più anche come materiale potenziale per una superficie pubblica. Qui prende forma con forza la logica del sé visibile. Il telefono non è solo dispositivo di contatto. Diventa specchio sociale, vetrina portatile, officina dell'immagine. Il confronto non è ancora quello feroce di oggi, ma il terreno è ormai pronto.

Nel 2012 Facebook annuncia l'acquisizione di Instagram. È un passaggio decisivo nella cronologia della cattura perché mostra con chiarezza che il potere digitale non cresce solo per innovazione interna, ma anche per concentrazione. Le grandi piattaforme capiscono molto presto che il dominio dell'attenzione non consiste soltanto nell'avere un prodotto forte. Consiste nel presidiare gli snodi centrali della vita sociale mobile. Con Instagram, la dimensione fotografica, aspirazionale e identitaria del sociale entra dentro l'orbita di Facebook. La cattura si fa più integrata. Meno appare come somma di app diverse e più diventa ecosistema unico del comportamento.

Il 2016 è un altro anno spartiacque. Instagram lancia Stories. Con questa funzione il sociale cambia ulteriormente forma. Non conta più soltanto il post relativamente stabile, pensato, pubblicato. Conta anche il flusso effimero, rapido, continuo, quotidiano, destinato a sparire in ventiquattro ore ma capace di instaurare una presenza costante. Stories normalizza una forma più intensiva di autoesposizione e di monitoraggio reciproco. Aumenta la frequenza del controllo. Riduce la distanza tra vita vissuta e vita mostrata. Porta il confronto sociale in una dimensione più immediata, più ritmica, più insistente.

Nel 2018 arriva la svolta forse più importante di tutta la seconda fase del digitale sociale. musical.ly e TikTok vengono unificati sotto il nome TikTok. La short form video economy entra così in una nuova scala mondiale. Non si tratta solo di un'altra piattaforma. Si afferma un formato. Il video breve verticale, intensamente raccomandato, continuamente rinnovato e fortemente dipendente dall'algoritmo, comincia a ridefinire il rapporto tra attenzione, intrattenimento e identità. Se Instagram aveva già trasformato la vita in immagine sociale, TikTok porta questa logica in un ambiente ancora più aggressivo sul piano della cattura. Il feed non si limita a mostrarti chi segui. Ti porta direttamente verso ciò che massimizza trattenimento e risposta.

Il 2020 intensifica tutto. Da un lato, la vita sociale e culturale passa ancora di più per gli schermi. Dall'altro, proprio nello stesso anno, Instagram lancia Reels e YouTube lancia Shorts. Non è un dettaglio. È il segno che l'intero ecosistema ha capito dove si sta spostando il centro di gravità dell'attenzione. Il video breve non è più solo una specialità di una piattaforma emergente. Diventa il nuovo linguaggio competitivo generale. Le grandi piattaforme non cercano soltanto di convivere con il formato. Corrono a incorporarlo. Da qui in poi la short video economy non è più una tendenza. Diventa un principio organizzatore dell'intero ambiente digitale.

Il 2022 è l'anno in cui il Digital Services Act europeo entra in vigore. Questo passaggio conta molto perché segna una svolta nel modo in cui il potere pubblico guarda alle piattaforme. Non più soltanto come servizi innovativi o mercati da far crescere, ma come infrastrutture che possono produrre rischi sistemici, anche in relazione ad algoritmi, trasparenza, tutela dei minori e design manipolativo. Dopo anni in cui la cronologia sembrava solo una sequenza di avanzate tecniche, qui compare una prima vera grammatica regolatoria.[27]

Nel 2023 la questione della salute mentale giovanile entra in una nuova fase con il Surgeon General's Advisory statunitense su social media e giovani. È un momento molto rilevante perché una delle più alte voci istituzionali della salute pubblica americana dichiara apertamente che non si può concludere che i social media siano sufficientemente sicuri per bambini e adolescenti. La questione non è più confinata alla polemica giornalistica o alla preoccupazione di genitori isolati. Diventa emergenza pubblica formalmente riconosciuta. Nello stesso movimento si consolida anche una nuova consapevolezza culturale. Il problema non è più soltanto quanto tempo si passa online, ma che tipo di ambiente mentale, relazionale e neurologico questa esposizione sta costruendo.[28]

Il 2024 porta un passaggio ancora più simbolico. La Commissione europea apre un procedimento contro TikTok anche in relazione a TikTok Lite e al suo programma di ricompense, temendo effetti legati al design dipendente e alla protezione dei minori. È un punto storico molto importante, perché qui la critica al digitale entra finalmente nel cuore del modello. Non si sta più parlando solo di contenuti illeciti o di dati. Si sta parlando dell'architettura stessa della cattura. Il problema non è soltanto ciò che circola. È il modo in cui il sistema è costruito per trattenere, ricompensare e modellare il comportamento.[29]

Nel 2025 la tutela dei minori entra ancora più direttamente nella progettazione delle piattaforme. Il 14 luglio la Commissione europea pubblica le Linee guida sulla protezione dei minori nell'ambito del Digital Services Act. Il passaggio è decisivo perché la regolazione non si limita più ai contenuti illeciti: interviene sui sistemi di raccomandazione e sulle caratteristiche di design che possono favorire un uso eccessivo o problematico. Tra le misure indicate compaiono la disattivazione predefinita, per i minori, di streak, autoplay, notifiche push e altre funzioni orientate al coinvolgimento, oltre a una maggiore possibilità di controllo sul feed. Per la prima volta la struttura stessa dell'ambiente digitale viene trattata esplicitamente come materia di protezione dell'infanzia.[30]

Se si guarda questa traiettoria nel suo insieme, la verità diventa quasi lampante. Dal 2007 in poi non abbiamo assistito a un semplice aumento delle opportunità digitali. Abbiamo visto una progressiva integrazione di quattro elementi. Primo, la portabilità totale del dispositivo. Secondo, la metrica pubblica del riconoscimento sociale. Terzo, il richiamo attivo e continuo tramite notifiche. Quarto, la raccomandazione algoritmica capace di personalizzare il flusso in base al comportamento. Tutto ciò che oggi appare come naturale nel vivere digitale quotidiano nasce dall'intreccio storico di questi quattro processi.

Ed è proprio questo il punto più importante dell'appendice. Restituire storia a ciò che oggi sembra destino. Quando il lettore vede che la cattura ha una cronologia, capisce anche che ha una costruzione. E se ha una costruzione, può anche avere un limite, una regolazione, una correzione, una controstoria. Nessuno di questi passaggi era inevitabile in senso assoluto. Sono stati resi possibili da scelte industriali, da appetiti economici, da assenze regolatorie, da culture del consumo e da desideri collettivi. La cronologia serve allora a spezzare l'incantesimo del fatalismo. Le cose non sono andate così perché dovevano andare così. Sono andate così perché sono state costruite, una funzione dopo l'altra, un'acquisizione dopo l'altra, una abitudine dopo l'altra.

Appendice G

Scuola, famiglie e autodifesa pratica

Nessuna famiglia, nessuna scuola e nessun ragazzo, da soli, possono vincere definitivamente contro un ecosistema progettato da industrie che studiano il comportamento umano, riducono l'attrito dove conviene alla cattura e imparano in tempo reale a trattenere l'attenzione. Ma da questo non segue che siamo impotenti. Segue piuttosto che dobbiamo smettere di cercare una soluzione magica e cominciare a costruire difese realistiche. Il punto non è diventare puri, né vivere come se il presente digitale non esistesse. Il punto è rimettere la tecnica al suo posto, ridurre il potere dell'automatismo, proteggere sonno, attenzione, corpo e legami, e creare ambienti in cui la mente non sia continuamente lasciata sola davanti alla macchina.

Il primo errore da evitare è la nostalgia cieca. Non serve dire ai giovani che tutto ciò che fanno online è vuoto, tossico o inferiore. Una parte della loro vita passa davvero da lì. Amicizie, linguaggi, creatività, identità, apprendimento, orientamento culturale, tutto questo può attraversare il digitale. Un discorso serio deve partire da qui. Il problema non è che gli schermi esistano. Il problema è la forma dell'ecosistema, il tempo che occupa, l'asimmetria di potere con cui viene progettato e la facilità con cui invade funzioni che dovrebbero restare protette. Se gli adulti negano in blocco il mondo digitale, i ragazzi sentiranno di non essere capiti. Se invece lo accettano senza più alcun confine, li lasceranno soli proprio nel momento in cui avrebbero più bisogno di guida.

La prima zona da difendere è il sonno. Su questo la scienza è molto meno ambigua di quanto spesso si creda. Il CDC ricorda che tra 13 e 18 anni il sonno raccomandato è di 8-10 ore nelle 24 ore, e che un sonno insufficiente si associa a problemi di attenzione, umore, apprendimento e comportamento. La protezione della notte non è quindi una fissazione educativa: è una misura di salute mentale e cognitiva. Per una famiglia questo significa una cosa molto concreta. Il telefono non deve essere l'ultima luce accesa nella stanza. Non dovrebbe dormire accanto al letto di un adolescente come se fosse una protesi del sistema nervoso. La camera da letto dovrebbe tornare a essere uno spazio di riposo, non l'ultimo presidio dell'algoritmo. In termini pratici, il modo migliore per difendere il sonno è spesso banale e difficilissimo insieme: dispositivo fuori dalla camera, orario di spegnimento credibile, nessuna notifica notturna, niente contrattazione infinita ogni sera.

Su questo punto molti genitori fanno un errore comprensibile. Tentano di risolvere tutto con la raccomandazione verbale. Dormi di più. Lascia stare il telefono. Non fare tardi. Ma un ecosistema costruito per il richiamo intermittente non si batte solo con un consiglio. Serve ambiente. L'architettura conta più della volontà astratta. Un telefono che dorme in cucina o in un'altra stanza toglie una quota enorme di tentazione e interrompe quella micro ritualità notturna in cui si controlla ancora un messaggio, ancora un video, ancora una storia, e poi un'altra, e poi un'altra. In questo senso il vero lavoro educativo non è predicare moderazione. È progettare contesti in cui la moderazione sia meno improbabile.

La seconda zona da difendere è la mattina. Molti ragazzi aprono il telefono appena svegli. Questo gesto sembra innocuo, ma ha un effetto psicologico preciso. Consegna i primi minuti di coscienza al flusso esterno. Prima ancora di sentire davvero il proprio corpo, il proprio umore, il proprio respiro, il proprio programma mentale della giornata, il soggetto è già dentro il campo di forze del feed, del gruppo, dei segnali sociali. È come iniziare il giorno lasciando che sia il mondo esterno, selezionato da una macchina, a decidere il tono del proprio sistema nervoso. Un'autodifesa pratica molto forte consiste allora nel ritardare il primo contatto con lo schermo. Anche solo venti o trenta minuti di mattina non colonizzati possono cambiare la qualità interna dell'avvio della giornata.

La terza zona da difendere è il pasto condiviso. Qui il punto non è il galateo. È la relazione. Se durante la colazione, il pranzo o la cena ognuno resta agganciato al proprio dispositivo, il tavolo smette di essere uno spazio di regolazione reciproca. E la regolazione reciproca, per un adolescente, è fondamentale. Vuol dire tono della voce, pause, sguardi, piccoli conflitti, ironia, ascolto, presenza. Tutte cose che il digitale non sostituisce. L'American Academy of Pediatrics insiste da anni sul fatto che il tema non è inseguire un numero universale di ore «giuste», ma costruire routine e contesti coerenti con sviluppo, sonno, apprendimento e relazioni. Un tavolo senza telefono è una delle forme più semplici e più forti di questa ecologia. Non perché il cibo debba essere sacralizzato in modo retorico, ma perché almeno uno spazio del giorno deve restare più forte del richiamo dell'algoritmo.

La quarta zona è la scuola. Qui bisogna essere molto chiari. Il problema non è la presenza della tecnologia in quanto tale. Il problema è il regime di distrazione che si crea quando dispositivi pensati per intrattenere, segnalare, confrontare e richiamare vengono lasciati entrare in un ambiente che dovrebbe addestrare alla continuità del pensiero. I dati OECD mostrano che una quota molto alta di studenti riferisce distrazione in classe legata ai dispositivi propri o dei compagni. In media nei Paesi OECD, quasi un terzo segnala che gli studenti si distraggono con i dispositivi in ogni o nella maggior parte delle lezioni, e circa un quarto riferisce di essere disturbato dagli altri. Questo vuol dire che la questione non è episodica. È strutturale. Una scuola che non affronta seriamente il tema dei dispositivi non sta difendendo la neutralità. Sta lasciando il tempo mentale degli studenti in balìa della concorrenza esterna.

Per questo le scuole hanno bisogno di regole semplici, chiare, uguali per tutti e soprattutto realistiche. Le regole migliori non sono quelle più teatrali, ma quelle più praticabili. Il telefono spento e fuori dalla vista durante le lezioni. Una disciplina coerente su verifiche, pause, uso didattico eventuale e uso personale. Una comunicazione limpida con le famiglie. Una protezione del tempo di lettura, di ascolto e di spiegazione. Dove le regole cambiano da insegnante a insegnante, il sistema si indebolisce. Dove invece la scuola decide che certe fasce orarie appartengono alla mente e non al feed, il messaggio educativo diventa molto più forte. Non si tratta di demonizzare il mezzo. Si tratta di sottrargli il monopolio dell'attenzione proprio nel luogo in cui si forma il pensiero.

Accanto alle regole, però, serve una pedagogia esplicita. I ragazzi devono capire perché esistono quei confini. Se il discorso adulto si riduce a «perché lo dico io», l'esperienza verrà vissuta come repressione esterna. Se invece la scuola e la famiglia spiegano il legame tra telefono, sonno, vergogna, attenzione, confronto sociale, posture, memoria, allora il giovane comincia a vedere il quadro. Non sempre obbedirà subito, ma avrà almeno una mappa. E senza mappa non nasce autonomia vera. La vera autodifesa digitale inizia quando un ragazzo sa dire a se stesso: questo ambiente è costruito per interrompermi, per misurarmi, per farmi tornare, per tenermi dentro. Quando lo capisce, la dipendenza smette di essere totalmente cieca.

Una zona molto sottovalutata dell'autodifesa pratica riguarda il corpo. Lo schiavismo digitale viene spesso affrontato come se fosse un fatto puramente mentale. Non lo è. Un ragazzo che passa molte ore curvo, fermo, in micro tensione, con il collo piegato, il respiro più corto e i muscoli delle spalle costantemente in lavoro, non sta solo consumando contenuti. Sta costruendo una postura del mondo. Per questo servono gesti corporei di compensazione e, ancora meglio, attività non schermiche che non siano solo «sport» in senso stretto ma esperienza piena di presenza: camminare, correre, danzare, fare arti marziali, usare le mani, stare all'aperto, coltivare, aiutare, costruire. Non bisogna pensare queste pratiche come hobby decorativi. Sono forme di riequilibrio neurocognitivo e relazionale.

Un'altra forma di autodifesa molto importante è la ricostruzione della noia. Anche qui gli adulti devono cambiare sguardo. Non ogni attimo vuoto va riempito con uno schermo per evitare disagio al bambino o all'adolescente. L'attesa, il tragitto, il silenzio, il pomeriggio senza stimolo immediato, possono apparire scomodi ma sono anche il terreno in cui la mente torna a generare da sé immagini, domande, giochi, associazioni. Se ogni vuoto viene coperto dal dispositivo, il cervello disimpara il movimento interno. Questo vale per i bambini, ma anche per gli adulti. Una famiglia che non tollera più neppure cinque minuti di pausa senza schermo sta già vivendo dentro una forma di colonizzazione dell'esperienza.

Sul piano familiare, uno degli strumenti più utili resta il Family Media Plan dell'American Academy of Pediatrics. Il suo valore non sta nell'imporre un numero magico di ore uguale per tutti. Lo stesso materiale AAP sottolinea che non esiste una soglia universale di tempo «sicuro» valida per ogni età, ogni ragazzo e ogni contesto. Il punto è diverso. Costruire accordi espliciti su tempi, luoghi, priorità, contenuti, sonno, scuola, privacy, esempio adulto e momenti schermati o non schermati. Una famiglia che scrive o discute seriamente le proprie regole sta già uscendo dall'improvvisazione. E l'improvvisazione, nel rapporto col digitale, è quasi sempre un vantaggio per la macchina, non per il soggetto.

Qui entra una questione molto delicata: l'esempio adulto. Nessun adolescente ascolterà davvero un discorso sulla dipendenza digitale se gli adulti attorno a lui sono costantemente assenti, distratti, chinati sul proprio schermo e incapaci di sostenere una conversazione intera senza interrompersi. Il problema non è la coerenza morale perfetta, che non esiste. Il problema è la credibilità del messaggio. Se un genitore, un insegnante o un educatore mostra con i fatti che esistono tempi protetti, letture lunghe, tavoli senza telefoni, sonno difeso, camminate senza notifiche, il ragazzo vede che la rinuncia non è solo perdita. Diventa forma diversa di presenza.

C'è poi una forma di autodifesa che riguarda la qualità, non soltanto la quantità. Due ore online non sono sempre uguali. Un'ora passata a cercare una canzone, parlare con un amico lontano, montare un video creativo o leggere materiale utile non equivale a un'ora di confronto compulsivo, doomscrolling o video brevi che si succedono senza memoria. Questo non significa che i contenuti «buoni» annullino automaticamente tutti i problemi, ma che le famiglie e le scuole devono imparare a discutere non solo di tempo, ma di esperienza. Che cosa ti lascia addosso questo uso. Ti regola o ti consuma. Ti apre o ti agita. Ti fa sentire più vivo o più svuotato. Ti collega davvero o ti inchioda al confronto.

Anche il tema del cyberbullismo richiede autodifesa concreta. Qui il punto non è insegnare ai ragazzi soltanto a non essere crudeli, cosa ovviamente necessaria. Il punto è anche aiutarli a riconoscere la grammatica della violenza digitale. Un contenuto condiviso senza consenso. Un gruppo parallelo. Una presa in giro trasformata in meme. Una foto umiliante. Un audio rilanciato. Una valanga di reazioni ironiche. Una esclusione resa visibile. Bisogna insegnare molto presto che partecipare al rilancio di una ferita non è neutralità, è complicità. E bisogna soprattutto fare in modo che il ragazzo colpito non venga lasciato solo a interpretare quello che sta subendo come se fosse soltanto una prova della propria inferiorità. Qui il primo intervento spesso non è tecnico. È relazionale. Stare accanto, nominare la violenza, togliere vergogna, attivare gli adulti giusti, documentare quando serve, proteggere.

Un aspetto molto pratico e molto potente riguarda le impostazioni stesse dei dispositivi. Disattivare le notifiche non essenziali. Togliere i badge numerici dove possibile. Limitare i suoni. Spostare le app più catturanti fuori dalla schermata iniziale. Usare la scala di grigi in alcune fasce orarie. Impostare tempi morti reali e blocchi automatici notturni.

Questi interventi sembrano piccoli, ma agiscono esattamente dove il sistema prova a governare: il gesto immediato. Non liberano da soli, certo. Però riducono la pressione costante e restituiscono un minimo di attrito alla cattura. Potremmo dire che rimettono qualche granello di sabbia dentro una macchina che preferirebbe scorrere liscia dentro il comportamento umano.

Per i ragazzi più grandi e per gli adulti, un'altra difesa molto importante è quella che potremmo chiamare alfabetizzazione emotiva del feed. Significa imparare a riconoscere che cosa succede dentro di sé dopo certi usi. Non solo quanto tempo è passato, ma in quale stato esco. Più teso. Più invidioso. Più stanco. Più arrabbiato. Più vuoto. Più accelerato. Più confuso. Oppure più ispirato, più informato, più calmo, più in contatto con qualcuno di vero. Questa capacità di lettura interna è fondamentale perché sposta il baricentro dal comando esterno alla percezione soggettiva. E quando il soggetto ricomincia a percepire con precisione che cosa un certo ambiente gli fa, il suo margine di libertà cresce.

Va detto con fermezza anche un altro punto. L'autodifesa non deve diventare ossessione di controllo. Una famiglia che trasforma ogni giorno in sorveglianza, interrogatorio, ispezione, ansia da regola e guerra continua rischia di produrre effetti opposti. Il tema non è militarizzare la vita. È restituirle forma. Ciò che funziona meglio, quasi sempre, è una combinazione di confini semplici, poche regole forti, esempio adulto, spiegazione intelligente, ascolto vero e capacità di distinguere i momenti normali dai segnali seri di rischio. Quando invece il rapporto con il digitale diventa il campo di battaglia unico della famiglia, il telefono finisce per assorbire ancora più energia simbolica e conflittuale.

In fondo, la scuola, la famiglia e l'autodifesa personale convergono tutte su una stessa verità. Il digitale non si contrasta solo con un no. Si contrasta costruendo un sì più forte. Sì al sonno, sì alla lettura lunga, sì al corpo, sì al tempo condiviso, sì alla noia, sì alla natura, sì alla concentrazione, sì al tavolo, sì al silenzio, sì a relazioni non metriche, sì a una vita in cui non tutto è immediatamente visibile, disponibile e misurabile. Finché non esiste questo sì, ogni limite sembrerà soltanto amputazione. Quando invece quel sì torna a essere vissuto, molti confini smettono di apparire punitivi e cominciano a sembrare ciò che sono davvero: forme di protezione della libertà.

POSTFAZIONE
Marco Paret

Questo saggio di Louis Siciliano è molto interessante perché porta l'attenzione su un punto decisivo del nostro tempo: la capacità dell'uomo di restare presente a sé stesso.

Il problema centrale non è soltanto quanto tempo passiamo online. Riguarda il luogo in cui si trova la nostra attenzione. Là dove si dirige l'attenzione si organizza anche una parte della nostra energia e della nostra esperienza. Quando questo processo viene orientato continuamente da stimoli esterni, l'individuo perde progressivamente il proprio centro.

Il mondo digitale crea una forma di presenza apparente. Siamo collegati, informati, raggiungibili. In realtà possiamo essere sempre meno presenti al corpo, ai sensi, al luogo in cui ci troviamo, alla persona che abbiamo davanti. La connessione cresce mentre la percezione di sé si indebolisce.

Per ritrovare una presenza reale occorre tornare alla dimensione sensoriale. Sentire il corpo, il respiro, lo spazio, il silenzio. Il sé esteriore vive soprattutto di parole, interpretazioni, reazioni. La nostra identità più profonda si manifesta prima delle parole. È corporea, percettiva, immediata. Più siamo lontani da questa base più diventiamo dipendenti da ciò che viene dall'esterno.

C'è però un punto ulteriore, decisivo per comprendere la liberazione dall'ipnosi digitale. La presenza non nasce soltanto dal pensiero che interpreta, ma da un centro corporeo capace di sentire prima di reagire. Nella pratica della presenza integrale, l'attenzione può essere ricondotta a un punto stabile: il respiro che rivela il corpo, lo sguardo che non divora le immagini, il contatto con lo spazio reale. Questo punto di riferimento non è fuga dal mondo né chiusura mistica; è una tecnica elementare di sovranità percettiva. Mentre la piattaforma moltiplica segnali per spostare continuamente il centro dell'individuo fuori da sé, il ritorno al corpo riporta l'attenzione dentro una presenza non negoziabile. Lì il digitale perde una parte del suo potere: non perché venga combattuto con aggressività, ma perché incontra un essere umano meno ipnotizzabile, più incarnato, più capace di accorgersi del primo impulso prima che diventi gesto.

Le piattaforme digitali conoscono molto bene il valore dell'attesa. Una notifica, un'immagine, un nuovo contenuto mantengono l'individuo in uno stato di tensione continua verso ciò che sta per arrivare. L'attenzione viene frammentata e l'essere umano perde la capacità di sostare.

Questo è uno degli aspetti più importanti del lavoro di Siciliano. La dipendenza nasce anche dalla difficoltà di restare in uno spazio senza stimoli. Il silenzio appare vuoto, l'attesa inutile, la lentezza insopportabile. Appena emerge un intervallo, lo riempiamo. In questo modo perdiamo proprio lo spazio nel quale possiamo percepire ciò che accade dentro di noi.

Un individuo che non sente più sé stesso cerca continuamente segnali che gli dicano cosa desiderare, cosa temere, cosa guardare. Diventa più reattivo e meno presente. Può credere di scegliere mentre risponde a una sequenza di impulsi costruiti per trattenerlo.

Il valore di questo lavoro consiste nel rendere visibile il meccanismo. Quando un processo diventa cosciente cambia il nostro rapporto con esso. Possiamo osservare l'impulso prima di seguirlo. Possiamo accorgerci del gesto automatico con cui prendiamo il telefono. Possiamo domandarci che cosa stiamo cercando. A volte non cerchiamo un contenuto: cerchiamo una sensazione, una conferma, una fuga.

Questa semplice presa di coscienza restituisce uno spazio interiore. E nello spazio nasce la possibilità di scegliere.

La vera libertà comincia dalla capacità di dirigere la propria attenzione. Una persona che non possiede più la propria attenzione può avere accesso a infinite informazioni e restare prigioniera di meccanismi esterni. Al contrario chi ritrova il proprio centro recupera una forza fondamentale: la capacità di vedere, sentire e decidere.

Per questo è necessaria una rivoluzione culturale. Non un rifiuto della tecnologia né una nostalgia del passato. Serve un nuovo equilibrio nel quale l'uomo torni a usare gli strumenti senza consegnare agli strumenti il governo della propria vita interiore.

Dobbiamo restituire valore al corpo, alla percezione e alla relazione reale. Dobbiamo educare nuovamente alla concentrazione, al silenzio e alla presenza. Occorre imparare a stare in un'esperienza senza trasformarla subito in immagine, commento o condivisione.

Il ritorno a sé stessi non è un'idea astratta. Comincia dal corpo. Dalla capacità di percepire ciò che c'è prima dello stimolo successivo.

Comincia quando l'attenzione torna a essere nostra.

NOTE

1. Apple Newsroom, «Apple Reinvents the Phone with iPhone», 9 gennaio 2007.

2. Wolfram Schultz, «Dopamine Reward Prediction Error Coding», Dialogues in Clinical Neuroscience, vol. 18, n. 1, 2016, pp. 23-32, doi:10.31887/DCNS.2016.18.1/wschultz.

3. Mary Helen Immordino-Yang, Joanna A. Christodoulou, Vanessa Singh, «Rest Is Not Idleness. Implications of the Brain's Default Mode for Human Development and Education», Perspectives on Psychological Science, vol. 7, n. 4, 2012, pp. 352-364, doi:10.1177/1745691612447308.

4. Pew Research Center, Teens, Social Media and Technology 2024, Washington, DC, 2024.

5. Common Sense Media, The Common Sense Census. Media Use by Tweens and Teens, San Francisco, 2021.

6. Centers for Disease Control and Prevention, Youth Risk Behavior Survey Data Summary & Trends Report: 2013-2023, 2024; e E. Young et al., «Frequent Social Media Use and Experiences with Bullying Victimization, Persistent Feelings of Sadness or Hopelessness, and Suicide Risk Among High School Students», MMWR Supplements, 2024.

7. World Health Organization, Adolescent Mental Health; UNICEF, The State of the World's Children 2021. On My Mind. Promoting, Protecting and Caring for Children's Mental Health.

8. Centers for Disease Control and Prevention, Youth Risk Behavior Survey Data Summary & Trends Report: 2013-2023; CDC Newsroom, «CDC Data Show Improvements in Youth Mental Health but Some Concerning Trends», 6 agosto 2024.

9. Centers for Disease Control and Prevention, Data Summary & Trends Report for Dietary, Physical Activity, and Sleep Behaviors: 2013-2023, pubblicato il 14 gennaio 2025.

10. OECD, PISA 2022 Results, Volume II, 2023; OECD, Students, Digital Devices and Success, 2024.

11. UNICEF, «1 in 3 young people in 30 countries say they have been a victim of online bullying», 2019.

12. Betsy Sparrow, Jenny Liu, Daniel M. Wegner, «Google Effects on Memory. Cognitive Consequences of Having Information at Our Fingertips», Science, vol. 333, n. 6043, 2011, pp. 776-778, doi:10.1126/science.1207745.

13. Mary Helen Immordino-Yang, Joanna A. Christodoulou, Vanessa Singh, «Rest Is Not Idleness», cit., doi:10.1177/1745691612447308.

14. Kenneth K. Hansraj, «Assessment of Stresses in the Cervical Spine Caused by Posture and Position of the Head», Surgical Technology International, vol. 25, 2014, pp. 277-279.

15. Melissa G. Hunt, Rachel Marx, Courtney Lipson, Jordyn Young, «No More FOMO. Limiting Social Media Decreases Loneliness and Depression», Journal of Social and Clinical Psychology, vol. 37, n. 10, 2018, pp. 751-768, doi:10.1521/jscp.2018.37.10.751.

16. Amy Orben, Andrew K. Przybylski, «The Association Between Adolescent Well-Being and Digital Technology Use», Nature Human Behaviour, vol. 3, 2019, pp. 173-182, doi:10.1038/s41562-018-0506-1.

17. Amy Orben et al., «Windows of Developmental Sensitivity to Social Media», Nature Communications, vol. 13, 2022, art. 1649, doi:10.1038/s41467-022-29296-3.

18. Jason M. Nagata et al., «Social Media Use and Depressive Symptoms During Early Adolescence», JAMA Network Open, vol. 8, n. 5, 2025, e2511704, doi:10.1001/jamanetworkopen.2025.11704.

19. Jason M. Nagata et al., «Social Media Use Trajectories and Cognitive Performance in Adolescents», JAMA, vol. 334, n. 21, 2025, pp. 1948-1950, doi:10.1001/jama.2025.16613.

20. Yuanyuan Gao et al., «Neuroanatomical and Functional Substrates of the Short Video Addiction and Its Association with Brain Transcriptomic and Cellular Architecture», NeuroImage, vol. 307, 2025, art. 121029, doi:10.1016/j.neuroimage.2025.121029.

21. Samantha Teague et al., «Digital Media Use and Child Health and Development. A Systematic Review and Meta-Analysis», JAMA Pediatrics, vol. 180, n. 5, 2026, pp. 510-517, doi:10.1001/jamapediatrics.2026.0085.

22. American Psychiatric Association, DSM-5-TR, 2022; World Health Organization, ICD-11, voce «Gaming disorder». La categoria generale di «dipendenza da social media» non è una diagnosi autonoma equivalente a una dipendenza da sostanze.

23. National Institute of Mental Health, materiali ufficiali su depressione, reazioni a eventi traumatici e segnali di allarme suicidario, consultati nel 2026.

24. Per il pericolo immediato: Numero Unico Europeo 112. Per bambini, adolescenti e adulti preoccupati per un minore: Telefono Azzurro, Linea di Ascolto 1.96.96, gratuita, 24 ore su 24 e 7 giorni su 7. Per crisi o emergenza emozionale: Telefono Amico Italia, 02 2327 2327, tutti i giorni dalle 9 alle 24. Informazioni verificate sui siti ufficiali il 6 luglio 2026.

25. Federal Trade Commission, Bringing Dark Patterns to Light, 2022; European Data Protection Board, Guidelines 03/2022 on Deceptive Design Patterns in Social Media Platform Interfaces, Version 2.0, 2023.

26. European Commission, The Digital Services Act; le grandi piattaforme devono offrire agli utenti un'opzione di feed non basata sulla profilazione quando il DSA lo richiede.

27. Regolamento (UE) 2022/2065 sui servizi digitali (Digital Services Act), entrato in vigore il 16 novembre 2022.

28. Office of the U.S. Surgeon General, Social Media and Youth Mental Health. The U.S. Surgeon General's Advisory, 2023.

29. European Commission, procedimento su TikTok Lite e programma «Task and Reward», aprile 2024; ritiro permanente del programma nell'Unione europea, agosto 2024.

30. European Commission, Guidelines on the Protection of Minors under the Digital Services Act, 14 luglio 2025. Le linee guida affrontano, tra l'altro, sistemi di raccomandazione e funzioni di design capaci di favorire uso eccessivo o problematico, indicando misure come la disattivazione predefinita di streak, autoplay e notifiche push per i minori.

BIBLIOGRAFIA SELEZIONATA

American Psychiatric Association, Diagnostic and Statistical Manual of Mental Disorders, Fifth Edition, Text Revision (DSM-5-TR), American Psychiatric Association Publishing, Washington, DC, 2022.

Carr, Nicholas, The Shallows. What the Internet Is Doing to Our Brains, W. W. Norton & Company, New York, 2010.

Cantalupo, Paolino, Curarsi con il cinema. La psicoterapia immaginativa, Tullio Pironti Editore, Napoli, 2008.

Center for Humane Technology, Ledger of Harms, Center for Humane Technology, San Francisco, 2024.

Christakis, Dimitri A., Hale, Lauren, «Toward Defining Problematic Media Usage Patterns in Adolescents», JAMA, vol. 333, n. 23, 2025, pp. 2045-2046, doi:10.1001/jama.2025.6113.

Common Sense Media, The Common Sense Census. Media Use by Tweens and Teens, Common Sense Media, San Francisco, 2021.

Han, Byung-Chul, Im Schwarm. Ansichten des Digitalen, Matthes & Seitz, Berlin, 2013; ed. ingl. In the Swarm. Digital Prospects, MIT Press, Cambridge, MA, 2017.

Harris, Tristan, The Race to the Bottom of the Brainstem, Center for Humane Technology, San Francisco, 2019.

Haidt, Jonathan, The Anxious Generation. How the Great Rewiring of Childhood Is Causing an Epidemic of Mental Illness, Penguin Press, New York, 2024.

Hunt, Melissa G., Marx, Rachel, Lipson, Courtney, Young, Jordyn, «No More FOMO. Limiting Social Media Decreases Loneliness and Depression», Journal of Social and Clinical Psychology, vol. 37, n. 10, 2018, pp. 751-768, doi:10.1521/jscp.2018.37.10.751.

Immordino-Yang, Mary Helen, Christodoulou, Joanna A., Singh, Vanessa, «Rest Is Not Idleness. Implications of the Brain's Default Mode for Human Development and Education», Perspectives on Psychological Science, vol. 7, n. 4, 2012, pp. 352-364, doi:10.1177/1745691612447308.

Kaplan, Rachel, Kaplan, Stephen, The Experience of Nature. A Psychological Perspective, Cambridge University Press, Cambridge, 1989.

Keltner, Dacher, Awe. The New Science of Everyday Wonder and How It Can Transform Your Life, Penguin Press, New York, 2023.

National Academies of Sciences, Engineering, and Medicine, Social Media and Adolescent Health, The National Academies Press, Washington, DC, 2024.

Nagata, Jason M., et al., «Social Media Use and Depressive Symptoms During Early Adolescence», JAMA Network Open, vol. 8, n. 5, 2025, e2511704, doi:10.1001/jamanetworkopen.2025.11704.

Nagata, Jason M., et al., «Social Media Use Trajectories and Cognitive Performance in Adolescents», JAMA, vol. 334, n. 21, 2025, pp. 1948-1950, doi:10.1001/jama.2025.16613.

Orben, Amy, Przybylski, Andrew K., «The Association Between Adolescent Well-Being and Digital Technology Use», Nature Human Behaviour, vol. 3, 2019, pp. 173-182, doi:10.1038/s41562-018-0506-1.

Orben, Amy, et al., «Windows of Developmental Sensitivity to Social Media», Nature Communications, vol. 13, 2022, art. 1649, doi:10.1038/s41467-022-29296-3.

Paret, Marco, L'energia segreta della mente. Simboli ed esercizi pratici per il risveglio del magnetismo e lo sviluppo delle potenzialità, L'Età dell'Acquario, Torino, 2017.

Paret, Marco, Traverso, Matt, L'arte del coaching. La chiave per lo sviluppo della persona e dei suoi potenziali, Tecniche Nuove, Milano, 2011.

Pew Research Center, Teens, Social Media and Technology, Pew Research Center, Washington, DC, 2024.

Sparrow, Betsy, Liu, Jenny, Wegner, Daniel M., «Google Effects on Memory. Cognitive Consequences of Having Information at Our Fingertips», Science, vol. 333, n. 6043, 2011, pp. 776-778, doi:10.1126/science.1207745.

Surgeon General's Advisory, Social Media and Youth Mental Health, U.S. Department of Health and Human Services, Washington, DC, 2023.

Turkle, Sherry, Alone Together. Why We Expect More from Technology and Less from Each Other, Basic Books, New York, 2011.

Turkle, Sherry, Reclaiming Conversation. The Power of Talk in a Digital Age, Penguin Press, New York, 2015.

Twenge, Jean M., iGen. Why Today's Super-Connected Kids Are Growing Up Less Rebellious, More Tolerant, Less Happy, and

Completely Unprepared for Adulthood, Atria Books, New York, 2017.

UNICEF, The State of the World's Children 2021. On My Mind. Promoting, Protecting and Caring for Children's Mental Health, UNICEF, New York, 2021.

World Health Organization, Adolescent Mental Health, World Health Organization, Geneva, 2024.

Wolf, Maryanne, Reader, Come Home. The Reading Brain in a Digital World, Harper, New York, 2018.

Zuboff, Shoshana, The Age of Surveillance Capitalism. The Fight for a Human Future at the New Frontier of Power, PublicAffairs, New York, 2019.

Gao, Yuanyuan, et al., «Neuroanatomical and Functional Substrates of the Short Video Addiction and Its Association with Brain Transcriptomic and Cellular Architecture», NeuroImage, vol. 307, 2025, art. 121029, doi:10.1016/j.neuroimage.2025.121029.

Hansraj, Kenneth K., «Assessment of Stresses in the Cervical Spine Caused by Posture and Position of the Head», Surgical Technology International, vol. 25, 2014, pp. 277-279.

Teague, Samantha, et al., «Digital Media Use and Child Health and Development. A Systematic Review and Meta-Analysis», JAMA Pediatrics, vol. 180, n. 5, 2026, pp. 510-517, doi:10.1001/jamapediatrics.2026.0085.

Centers for Disease Control and Prevention, Youth Risk Behavior Survey Data Summary & Trends Report: 2013-2023, CDC, Atlanta, 2024.

Centers for Disease Control and Prevention, Data Summary & Trends Report for Dietary, Physical Activity, and Sleep Behaviors: 2013-2023, CDC, Atlanta, 2025.

OECD, PISA 2022 Results, Volume II, OECD Publishing, Paris, 2023.

Apple Newsroom, Apple Reinvents the Phone with iPhone, Apple, Cupertino, 9 gennaio 2007.

European Commission, The Digital Services Act, Shaping Europe's Digital Future, Brussels, aggiornamenti 2025-2026.

European Commission, Guidelines on the Protection of Minors under the Digital Services Act, Brussels, 14 luglio 2025.

Fassi, Luisa, Ferguson, Amanda M., Przybylski, Andrew K., Ford, Tamsin J., Orben, Amy, «Social Media Use in Adolescents with and without Mental

Health Conditions», Nature Human Behaviour, vol. 9, 2025, pp. 1283-1299, doi:10.1038/s41562-025-02134-4.

European Data Protection Board, Guidelines 03/2022 on Deceptive Design Patterns in Social Media Platform Interfaces, Version 2.0, Brussels, 2023.

Federal Trade Commission, Bringing Dark Patterns to Light, FTC Staff Report, Washington, DC, 2022.

National Institute on Drug Abuse, Drugs, Brains, and Behavior. The Science of Addiction, National Institutes of Health, Bethesda, aggiornamenti 2024.

Orben, Amy, Meier, Adrian, Dalgleish, Tim, Blakemore, Sarah Jayne, «Mechanisms Linking Social Media Use to Adolescent Mental Health Vulnerability», Nature Reviews Psychology, vol. 3, 2024, pp. 407-423.

Schultz, Wolfram, «Dopamine Reward Prediction Error Coding», Dialogues in Clinical Neuroscience, vol. 18, n. 1, 2016, pp. 23-32, doi:10.31887/DCNS.2016.18.1/wschultz.

World Health Organization, Gaming Disorder, International Classification of Diseases, 11th Revision, World Health Organization, Geneva, 2018-2024.

Wu, Tim, The Attention Merchants. The Epic Scramble to Get Inside Our Heads, Knopf, New York, 2016.

L'AUTORE

Louis Siciliano è autore, ricercatore e compositore di fama internazionale. Da oltre trent'anni sviluppa una ricerca sul suono, la percezione e le trasformazioni della presenza umana, intrecciando musica, tecnologia, antropologia, psicologia del profondo, modelli matematici e sistemi complessi. È ideatore di MUMEx, MUSIC MULTIVERSE EXPLORATION, metalinguaggio e piattaforma di ricerca dedicati all'esplorazione di nuovi modelli musicali e cognitivi. Ha svolto attività artistiche e di ricerca in Europa, Stati Uniti, Brasile e Africa Occidentale.

INDICE DEI CAPITOLI

MAGIC & UNIQUE
BOOKS

www.ingramcontent.com/pod-product-compliance
Lightning Source LLC
LaVergne TN
LVHW041734071126
851857LV00043B/1974